瑜伽

从新手到高手

张斌 李珊珊 主编

 海峡出版发行集团 | 福建科学技术出版社
THE STRAITS PUBLISHING & DISTRIBUTING GROUP | FUJIAN SCIENCE & TECHNOLOGY PUBLISHING HOUSE

图书在版编目（CIP）数据

瑜伽从新手到高手 / 张斌, 李珊珊主编 . —福州：
福建科学技术出版社，2015.1（2016.6 重印）
ISBN 978-7-5335-4557-4

Ⅰ.①瑜… Ⅱ.①张… ②李… Ⅲ.①瑜伽－基本知识 Ⅳ.① R247.4

中国版本图书馆 CIP 数据核字（2014）第 095717 号

书　　名	瑜伽从新手到高手	
主　　编	张斌　李珊珊	
参　　编	文小彦　牛　雯　黄熙婷　陈登梅　李利霞　张佳妮	
	胡　芬　李先明　刘秀荣　吕　进　马绛红　彭　妍	
	宋明静　张宜会　周　勇　李凤莲　林　彬　杨林静	
	段志贤　曹燕华　阮　燕　涂　睿	
出版发行	海峡出版发行集团	
	福建科学技术出版社	
社　　址	福州市东水路 76 号（邮编 350001）	
网　　址	www.fjstp.com	
经　　销	福建新华发行（集团）有限责任公司	
印　　刷	福州华悦印务有限公司	
开　　本	889 毫米 ×1194 毫米　1/24	
印　　张	6	
图　　文	144 码	
版　　次	2015 年 1 月第 1 版	
印　　次	2016 年 6 月第 2 次印刷	
书　　号	ISBN 978-7-5335-4557-4	
定　　价	29.90 元	

书中如有印装质量问题，可直接向本社调换

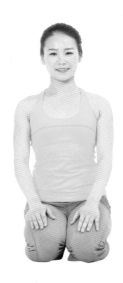

第一章 | 魅力瑜伽
来自古印度的完美运动

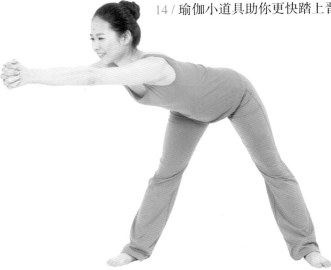

第二章 | 新手练瑜伽
从热身运动开始

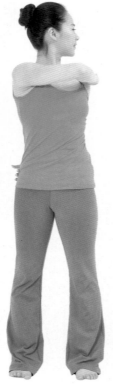

第三章 | 初级入门瑜伽18式 姿势简单人人可练

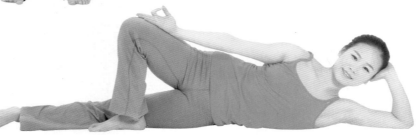

第四章 | 中级进阶瑜伽29式
提高晋级加速度

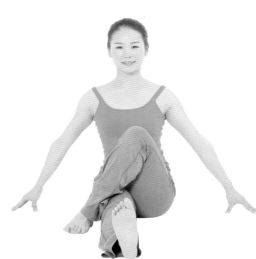

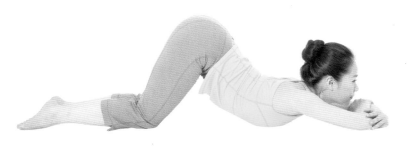

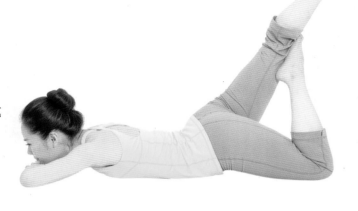

第五章 | 高级精髓瑜伽29式
追求身心灵合一

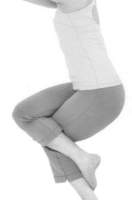

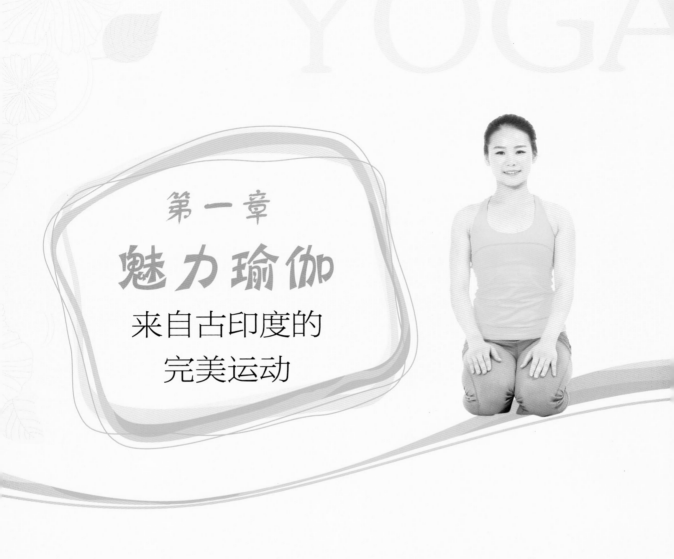

第一章
魅力瑜伽
来自古印度的完美运动

瑜伽启示：瑜伽正能量让你受益无穷

　　练习瑜伽的过程中，你能清晰地感知你的身体和心灵正悄然发生着某种变化，这就是瑜伽带给你的正能量。只要持之以恒地练习，这些源源不断的正能量就会让你受益无穷。

瑜伽，
源自印度的智慧运动魔法

瑜伽（yoga），源自印度梵语，意为"一致""结合"或"和谐"，是古印度人民智慧的结晶。5000多年前，古印度的高僧们常常在原始森林僻居，经过修习，他们逐渐达到身心灵合一的至高境界，由此总结出来的这套瑜伽修行方法，成为全世界人民的瑰宝。

这项被称为来自古印度的完美运动——瑜伽，不同于其他一般的健身方式，它拥有一套完整的体系，包括瑜伽饮食观、瑜伽呼吸、瑜伽体式、瑜伽冥想和瑜伽放松术等。瑜伽倡导的是"天人合一"的生命哲理，既可以让身体的各项功能协调、健康，还能培养人们平和专注、冷静客观的良好心态。

瑜伽体式纷繁多样，达84000多种，其中大多数都是模仿大自然中的动物或植物而成，如花环式、虎式、树式、鹰式、骆驼式等，这些体式不仅能帮助消除身体多余脂肪，还能对身体进行全方位的锻炼——拉伸骨骼、打开韧带、柔软脊柱等，在消脂减重的同时，纠正各种因久坐或久站引起的不良姿势，进而让身形更完美。

经常练习瑜伽体式，还能改善身体内部环境。如一些扭转、挤压腹部的体式能滋养腹腔内脏器，帮助身体排出毒素；一些倒立、伸展的体式能促进血液循环，提高身体免疫力。此外，练习一段时间的瑜伽体式后，还能感受到瑜伽为自己带来的心灵层面的变化，整个人变得更平和了。因此，瑜伽不仅是一种运动，也是一种健康的生活方式。

从新手到高手的
瑜伽呼吸法

瑜伽呼吸不同于我们日常的浅呼吸，它通过有意识地控制吸气和呼气的频率和深浅来调节人体自律神经，深层次地为身体注入更多新鲜氧气和能量。常用呼吸法有3种：腹式呼吸、胸式呼吸和完全式呼吸。

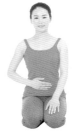

腹式呼吸法是瑜伽中最基本的呼吸法，它运用肺部底端呼吸，让腹部在鼓胀和收缩之间运动，进而按摩腹腔脏器。

> 练习方法：坐在垫子上，一只手轻放在腹部。闭上嘴巴，深吸气至极限，让空气经鼻腔进入肺部，同时用手感知腹部的起伏变化。然后再经鼻腔慢慢向外呼气至极限，你的手会感受到腹部在逐渐回收。

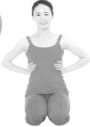

胸式呼吸法是日常使用最多的呼吸法，它没有腹部呼吸法绵长、深层，但经常练习，能很好地扩张胸部、缓解精神压力。

> 练习方法：坐在垫子上，将双手托放在乳房的下方、肋骨的位置。深吸气，保持腹腔不动，让空气慢慢进入胸腔，双手感觉胸部在不断扩张；吸气到自己的极限时，慢慢将空气向外吐，呼气时手掌能明显感觉胸部在向内收缩，直至体内废气完全吐出为止。

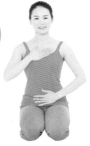

完全式呼吸法是胸、腹式呼吸法的结合体，使整个肺部都参与练习，能为身体提供大量氧气，净化血液，并强壮肺部组织。

> 练习方法：坐在垫子上，双手分别放在胸部和腹部。吸气，让空气经鼻腔流入胸腔，感受胸腔的扩张，之后让胸腔的空气进入肺部，感受肚子的鼓胀。呼气时，也是按照从上至下的原则吐气，先放松肩膀和胸部，然后逐渐收缩腹部，直至废气全部排出体外。

瑜伽冥想，
和谐能量的修炼之道

瑜伽冥想和瑜伽呼吸一样，都是静态练习，也是修炼瑜伽的基础。通过冥想练习，能让能量在人体内和谐运行，并真正达到心无杂念、身心合一的瑜伽境界。

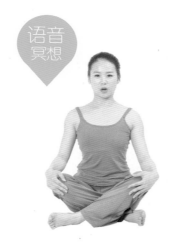

语音冥想

在所有的瑜伽冥想方法中，语音冥想是效果最直接、最明显的一种冥想方式。瑜伽语音冥想又称"曼特拉冥想"，在梵语中，"曼"是指心灵，而"特拉"是指引开去，两者的意思是释放人的心灵，让人们抛开世俗的烦恼、忧虑和精神负担。所以，瑜伽语音冥想的作用，是将注意力集中到自己的瑜伽发音上，进而让自己的内心往更深处发展。

练习方法：调整呼吸，先深吸一口气，然后再慢慢呼出，双唇微张，开始唱诵"OM"音。发声时，用心体会"O"音是从腹部发出，经由胸部到达头部，然后再慢慢转变成"M"音。语音冥想的练习时间不受限制，一开始可练习2分钟，再逐步增加至10分钟或更长时间。

呼吸意识冥想

呼吸意识冥想的过程，能让人在短时间内进入身体和大脑都极度放松的状态。经常练习呼吸意识冥想，还能有效改善失眠、头疼等不良状况，帮助人们进入深层睡眠状态。

练习方法：选一个最舒适的姿势仰卧在垫面上，让全身都保持在放松状态。闭上双眼，将注意力集中在自己的呼吸上，让自己的呼吸从急促渐渐变得缓慢、有节奏。每一次呼吸，如同从脚趾扫描至头顶，让身体每一个部位都处于愈发放松的状态。初练习时，可将时间控制在5分钟左右，以免中途睡着。等呼吸意识冥想更熟练后，可逐渐延长练习时间。

新手准备

瑜伽讲究循序渐进，
安全第一

瑜伽和其他运动方式不同，它追求的是一种个人修炼，而不是竞技比赛。因此在练习的过程中，掌握一些科学的方法，有助于循序渐进练好瑜伽，并做到零伤害。

〔根据体能，选择适合自己的瑜伽体式〕

虽然瑜伽是一项非常安全的运动，但是如果不注意练习规则，也可能会导致身体出现某些不适。因此，在选择瑜伽体式时，要依照自己的体能和柔韧性而定。对于初练者，适宜从初级入门体式开始练习，待身体柔韧性、平衡性提高后，再逐渐挑战更高难度的动作。

〔瑜伽动作练习，量力而行才安全〕

许多瑜伽高手所做的瑜伽动作轻柔且舒缓，让人看着赏心悦目，对于那些难度较高的体式也能保持较长时间，这都是瑜伽高手经过多年苦练才能达到的境界。而作为一名瑜伽初学者，不要一味追求标准的成型动作而去拼命牵拉身体，正确的做法应是为自己设立一个循序渐进的目标，每一步动作都要量力而行，通过逐步练习让身体变得更灵活。

〔循序渐进练瑜伽，好心态更重要〕

瑜伽讲究"以动养静、以静养心"，拥有开放、平和的好心态更能提高瑜伽练习效果。练习时抛却心头杂念，将意识集中在正在运动的身体部位，能有效帮助身体完成各种姿势。此外，好心态还包括练习瑜伽时，按照自己既定的目标前进，千万不要盲目和他人攀比。

找准瑜伽最佳练习时间，
持之以恒

　　瑜伽是一种"细水长流"式的运动，它不注重突然的爆发力，而是注重绵长力量的发挥，让瑜伽思想渗入身体的每一个细胞。若能找到一天之中最适合自己的时间段来练习瑜伽，则有助于你将练习瑜伽培养成一种习惯，使自己持之以恒。通常说来，一天之中最利于瑜伽练习的共有四个时间段，你可以结合自身情况来选择。

 ## 清晨
—— 提神醒肤轻盈身体

　　一天之中的四个时段，以清晨为佳，尤其吃早饭前是练习瑜伽的最佳时间。因为经过一整晚的休息，身心还未受白天的俗事烦扰，这时练习瑜伽有助于对自己内心进行观察，更容易做到心态平和，达到提神醒脑、促进身心排毒的功效。练习之前，先做5分钟的瑜伽呼吸，再进行拉伸动作的练习。

 ## 午休
—— 增加活力焕然一新

　　午休时间也是练习瑜伽的一个好时段，因为经过一上午繁忙工作的"折磨"，我们的身心会略感疲惫，在进食午餐前，抽出10分钟或者15分钟，练习几个简单的瑜伽体式，不仅可以放松紧绷的神经，缓解颈椎腰背的僵硬感，还能让人重新增添活力，精神面貌焕然一新。

 ## 傍晚
—— 益气活血赶走疲劳

　　在瑜伽练习的时间选择上，傍晚无疑是许多人最自由、最容易坚持的时间段，因为这个时间段没有了上下班的紧张和烦乱。在傍晚练习瑜伽，不仅能帮助消除一天工作带来的身心疲劳，还能益气活血、美容瘦身，可谓一举多得！

 ## 睡前
—— 静心助眠一身轻松

　　睡前练习瑜伽，能为优质睡眠打基础，还能由内而外调理女性身体，刺激体内脏腑，平衡体内激素，美容养颜。这一时段的瑜伽练习体式尽量以前弯和有助放松神经的动作为主，避免那些倒立、后弯且让人精神亢奋的动作。

选好场地练习瑜伽
事半功倍

瑜伽是一项不受场地约束的运动，一般说来，家里的卧室、阳台和办公室、瑜伽馆、公园草地、湖边等，都可以作为瑜伽的练习场地。其中，最好的练习场地，要数房间、瑜伽馆和户外优美宁静处。你可以根据自己的需求来选择，这能让你的瑜伽练习事半功倍。

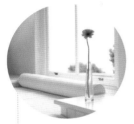

房间

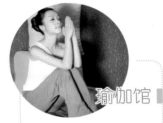

瑜伽馆

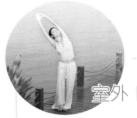

室外

在房间内练习瑜伽，要注意开窗透风，保持空气顺畅流通。另外，房间内要宽敞，干净舒适，便于全身伸展。为了让瑜伽练习氛围更好，你可以在房内摆些绿色植物，或者播放一些舒缓的音乐，来帮助松弛神经。要注意的是，空调房内不适宜练习瑜伽，因为练习时人体毛孔处于张开状态，空调冷气一旦袭入，很容易引起感冒。此外，皮肤在空调房内会呈现缺水状态，时间长了会减弱排汗功能，达不到排毒功效。

瑜伽馆有专门的教练帮忙纠正不正确的体式，而且瑜伽练习氛围浓厚，是初学瑜伽者练习地的上上之选。在选择最适合的瑜伽馆时，要从两方面衡量，一是瑜伽馆的师资，即瑜伽教练的自身水平；二是瑜伽馆的室内设施，即应有空旷宽敞的教室，且配备各种瑜伽辅助器材。

在优美的户外，如僻静的公园草地上、美丽的湖边等，一边呼吸着新鲜的空气，一边练习瑜伽，能让你更好地与自然融为一体。最适宜练习瑜伽的户外温度是23~27℃，若太寒冷或者过于炎热，就不太适合在户外练习了。另外，要避免在污染的空气中、太阳直射下练习瑜伽。

瑜伽小道具
助你更快踏上晋级路

　　瑜伽体式众多，其难易程度各自不同，有些轻松就能完成，有些则不易。练习之前，准备好一些专属瑜伽道具，能大大增加练习的乐趣和积极性，还能帮助身体更好地完成标准成型动作，助你更快踏上晋级路。

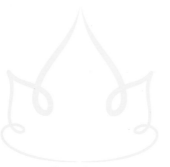
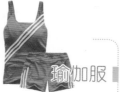 瑜伽服

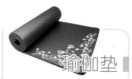 瑜伽垫

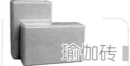 瑜伽砖

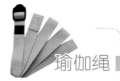 瑜伽绳

瑜伽服

　　穿着一套宽松、透气性好的瑜伽服能帮你更好地完成伸展、折叠、扭转和后仰等动作。挑选瑜伽服时，尽量选择棉质或黏纤类的，这类材质透气又吸汗；款式应以简洁大方为主，颜色可选择清爽淡雅的纯色；大小要以穿在身上刚刚好、下蹲不会有紧绷感为宜。

瑜伽垫

　　瑜伽垫和瑜伽服一样，是瑜伽练习的必备道具。初学者可选择6~8毫米厚的垫子，有基础后，可更换3.5~5毫米厚的垫子。瑜伽垫的主要作用是增加地面柔软性，防止脊椎和脚踝等部位的碰伤。此外，瑜伽垫还能起到很好的防滑效果，减少运动过程中受伤的可能性。

瑜伽砖

　　对于初学者和身体柔韧性不够好的人来说，瑜伽砖可是一个好帮手。它能辅助身体完成更加精准的体位保持姿势，减少运动损伤，还能大大增强练习的积极性。例如练习骆驼式时，在两脚旁边各放置一块瑜伽砖，双手扶住瑜伽砖，能大大减少身体后仰的难度。

瑜伽绳

　　瑜伽绳又称瑜伽伸展带，没有弹性，也是辅助练习者完成动作的又一好帮手，它既能降低动作的难度，还能帮助身体延长动作保持的时间。例如练习牛面式时，借助瑜伽绳可以减少两臂的牵拉感。此外，瑜伽绳的携带和清洗都非常方便，很适合初级练习者使用。

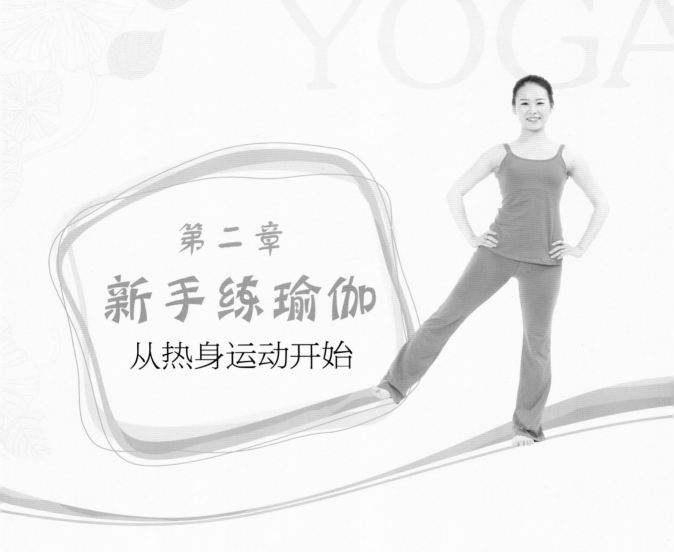

第二章
新手练瑜伽
从热身运动开始

瑜伽启示：逐渐升温，热身瑜伽大大提高安全性

新手练瑜伽，切勿心急，应先从热身运动开始。5~10分钟的热身过程，能有效改善身体末端的血液循环，让身体各个部位包括关节变得柔软，大大提高练习的安全系数。

颈部旋转式

『伽 人 有 约』

在旋转颈部的过程中要保持匀速，动作不要过猛，幅度不要太大，以免颈部受伤。

难易指数：★★☆☆☆

心经

● 简单的头颈部热身，能够拉伸面部和颈部肌肉，缓解颈部僵硬感。
● 瑜伽中某些体式会对颈部造成压迫，提前热身能避免颈部受伤。

步骤

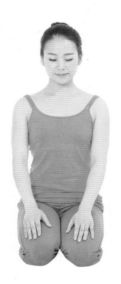

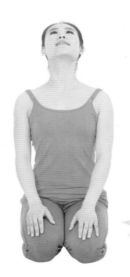

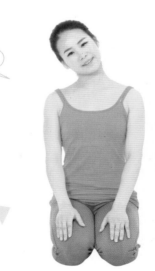

1 取雷电坐姿，双手放在两大腿上，低头，让下巴靠近前胸，拉伸颈部后侧肌肉。

2 头部慢慢回正，吸气时头部尽量向后仰，拉伸颈部前侧肌肉。

3 呼气时头部回正，然后吸气，头部倒向身体右侧，拉伸左侧颈部。

4 呼气时头部慢慢回正，再倒向身体左侧，拉伸右侧颈部。

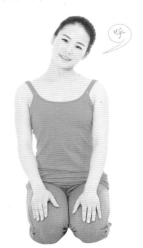

7 肩部不动，头部向右转90°，眼睛看向右肩的方向。

肩部保持不动

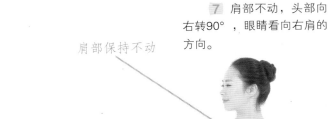

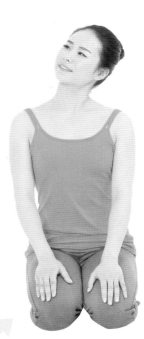

6 头部回正后，再换逆时针方向缓慢旋转1圈。

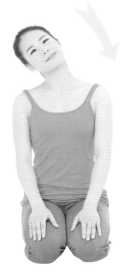

5 保持缓慢的呼吸，头部沿着前后左右4个点，以顺时针方向转1圈。

重复
2~3次

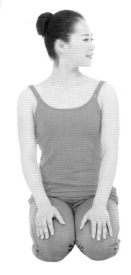

8 头部回正后，向左转90°，眼睛看向左肩的方向。

肩部旋转式

● 缓解肩部酸痛感和僵硬感，全面放松双肩。

● 让双肩活动开，利于瑜伽体式的练习。

步骤

双臂绕最大的圆弧，同时保持头部和身体其他部位不动。

『伽人有约』

肩部旋转式主要是肩部和手臂的环绕，练习时尽量让

难易指数 ★★☆☆☆

双手手背要贴紧头部后方

1 取雷电坐姿（详见本书P38），双手搭在肩部，眼睛正视前方，指尖不动，双臂绕至胸前。

重复
3～4次

2 手臂带动双肩向上，使肩部打开到最大程度。

3 双肘带动手臂顺时针转动画圈，转动时尽量用手肘尖绕最大的圆弧，顺时针转动4圈后，再逆时针转动4圈。

手臂牵拉式

『伽』有约

在伸直、拉伸手臂的过程中，上半身要始终保持挺直，身体保持稳定。

难易指数：★★☆☆☆

心经

- 有效拉伸手臂及关节，加速手臂血液流通，锻炼手臂肌肉。
- 利于瑜伽体式中手臂拉伸动作更好地完成，避免手臂受伤。

步骤

1 取雷电坐姿，臀部落在脚后跟，腰背挺直，双手放在身体两侧，指尖点地。

2 将右臂向左前方伸展，右手指向左肩方向；弯曲左臂，左手手指向上。左手手肘托住右手腕部并向内用力，感受右臂的拉伸，直至右臂完全贴住上胸部，保持姿势30秒。

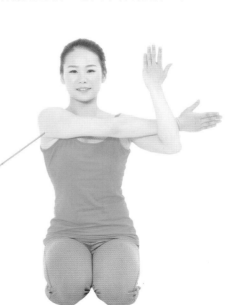

右臂与地面平行

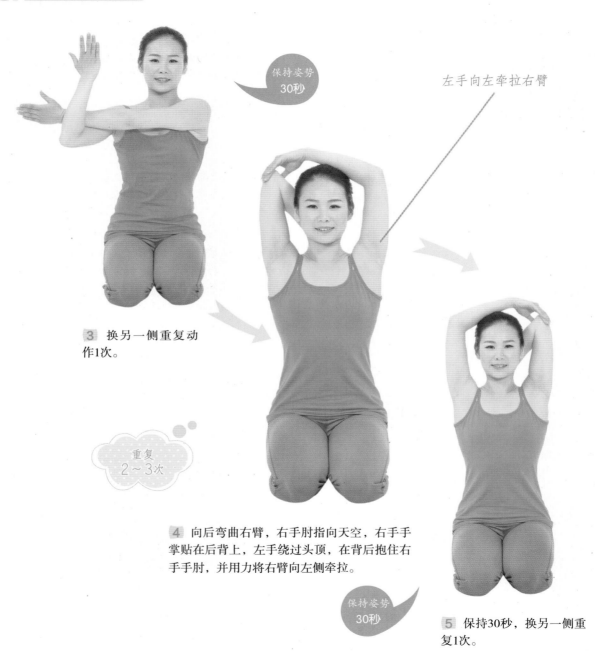

保持姿势
30秒

左手向左牵拉右臂

3 换另一侧重复动作1次。

重复
2~3次

4 向后弯曲右臂，右手肘指向天空，右手手掌贴在后背上，左手绕过头顶，在背后抱住右手手肘，并用力将右臂向左侧牵拉。

保持姿势
30秒

5 保持30秒，换另一侧重复1次。

手腕翻转式

在翻转手腕的过程中，双臂要始终保持与地面平行，转动手腕时动作要轻柔缓慢。

难易指数：★★☆☆☆

心经

● 活动腕关节，使手腕动作更灵活。
● 有效消除手腕酸、胀、麻、痛等不适感。

步骤

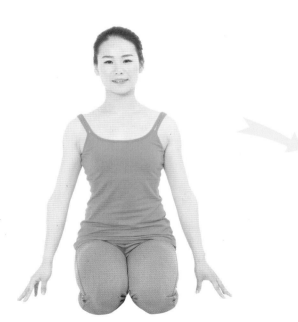

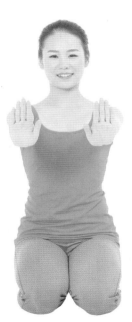

1 取雷电坐姿，臀部落在脚后跟，双手放在身体两侧，眼睛平视前方。

2 腰背挺直，双臂在胸前平举，与肩同高，翻转手心朝前，指尖指向天空。

3 双臂伸直不变，双手手掌向下翻转，指尖垂直指向地面。

两手臂与地面平行

5 拳头不松开，两手再同时向内旋转，连续转动20秒。

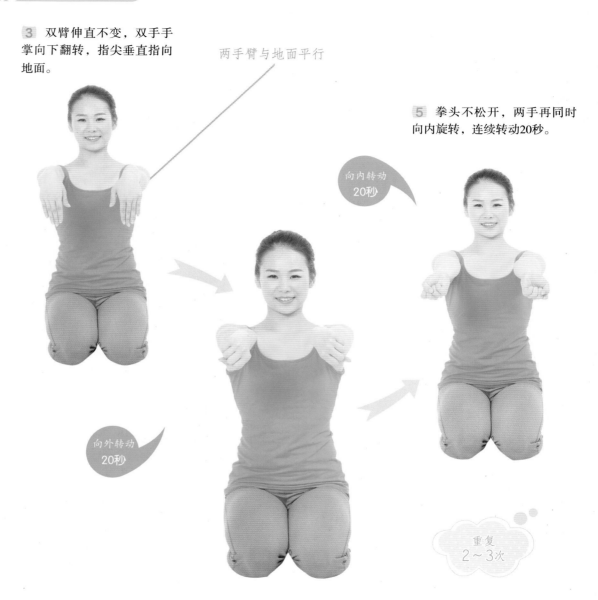

向内转动
20秒

向外转动
20秒

重复
2~3次

4 双手握拳，两手握拳同时向外旋转，连续转动20秒。

腰部扭转式

「伽」人有约

腰腹部向左右扭转时，速度要缓慢而有节奏，以免扭伤，双腿始终保持绷直的状态。

难易指数 ··· ★★☆

 心经

● 增强腰部灵活性及柔韧性，缓解腰部酸痛。
● 挤压按摩腹部，帮助减少腹部多余脂肪。

步骤

1 山式站立（详见本书P30），双手放在体侧，眼睛平视前方。

2 吸气，双腿分开约两肩宽，腰背挺直，双脚脚尖向外打开。

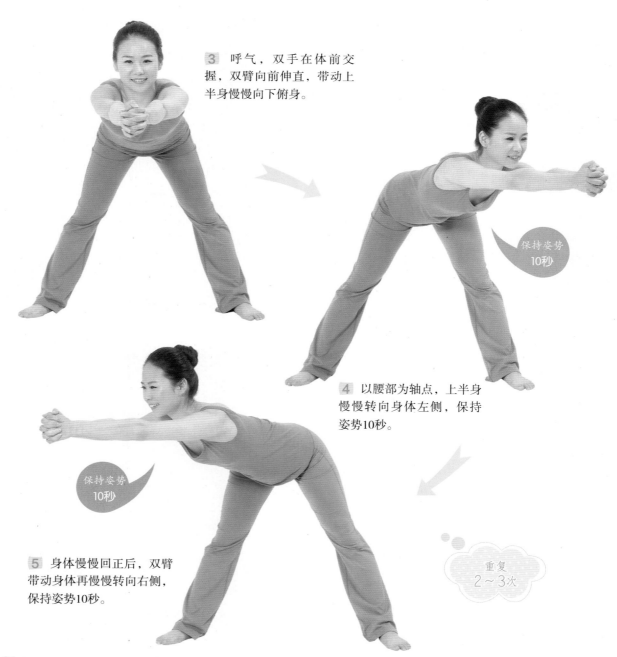

3 呼气，双手在体前交握，双臂向前伸直，带动上半身慢慢向下俯身。

保持姿势
10秒

4 以腰部为轴点，上半身慢慢转向身体左侧，保持姿势10秒。

保持姿势
10秒

5 身体慢慢回正后，双臂带动身体再慢慢转向右侧，保持姿势10秒。

重复
2～3次

腿伸展式

伸腿的幅度可以随着练习的熟练程度逐渐加大。

练习伸腿时，腰背要始终挺直，并保持好身体平衡，

『伽』人有约

难易指数⋯⋯★★☆☆☆

心经

- 锻炼双腿柔韧性，消除大腿内侧的赘肉。
- 灵活膝关节，避免瑜伽体式练习过程中腿部受伤。

步骤

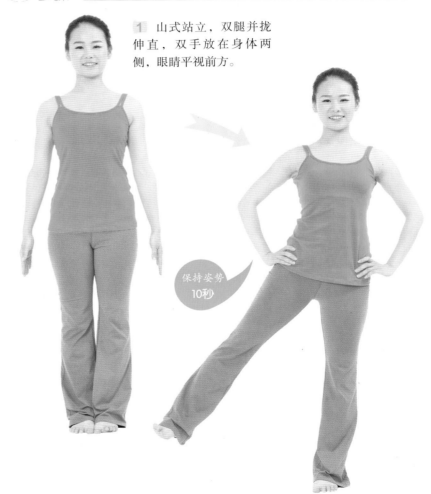

1 山式站立，双腿并拢伸直，双手放在身体两侧，眼睛平视前方。

保持姿势 10秒

2 双手叉腰，左腿伸直不动，右腿向右侧伸出，保持姿势10秒。

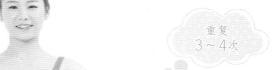

保持姿势
10秒

3 收回右腿，换左腿向左侧伸出，保持姿势10秒。

5 收回右腿，换左腿向后伸直，拉伸左大腿后侧肌肉。

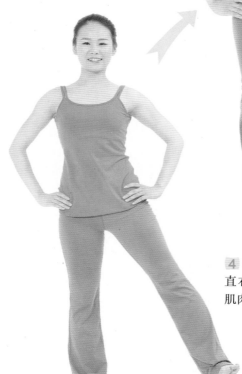

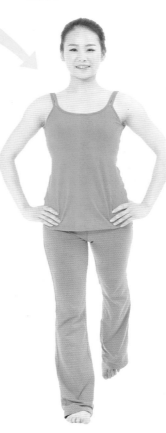

4 恢复站立姿势，向后伸直右腿，拉伸右大腿后侧肌肉。

足部转动式

『伽』人有约

无论双脚是同方向还是反方向转动，动作都要轻缓、有节奏，不要一味追求速度，以免扭伤脚踝，同时双腿要始终紧贴地面。

难易指数：★★☆☆☆

心经

● 灵活踝关节，放松紧张的脚踝，促进足底血液循环。
● 强健小腿肌肉，避免练习过程中脚踝和足部受伤。

步骤

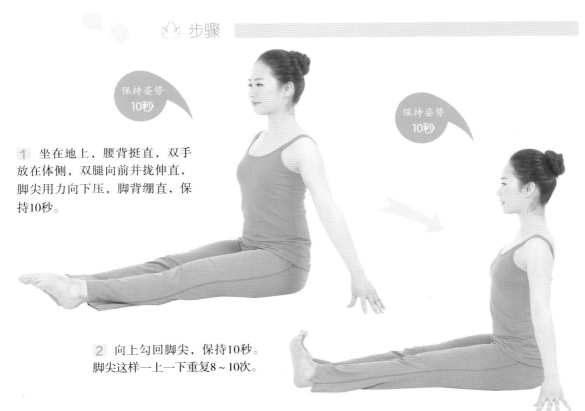

保持姿势 10秒

保持姿势 10秒

1 坐在地上，腰背挺直，双手放在体侧，双腿向前并拢伸直，脚尖用力向下压，脚背绷直，保持10秒。

2 向上勾回脚尖，保持10秒。脚尖这样一上一下重复8~10次。

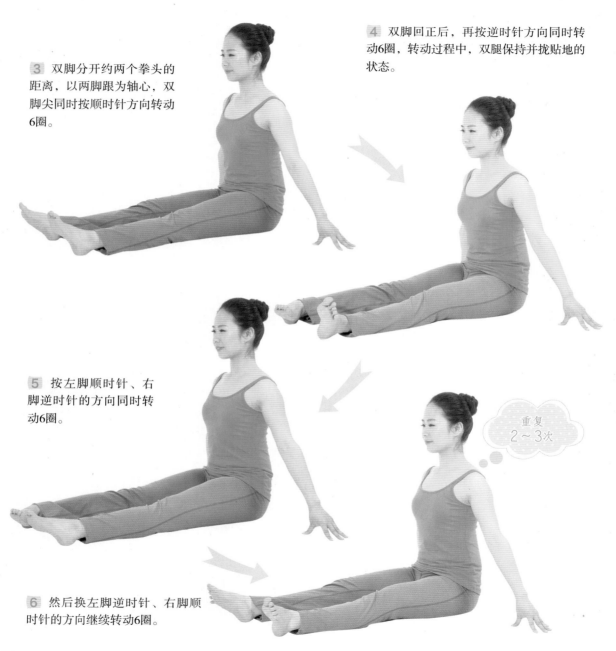

3 双脚分开约两个拳头的距离，以两脚跟为轴心，双脚尖同时按顺时针方向转动6圈。

4 双脚回正后，再按逆时针方向同时转动6圈，转动过程中，双腿保持并拢贴地的状态。

5 按左脚顺时针、右脚逆时针的方向同时转动6圈。

6 然后换左脚逆时针、右脚顺时针的方向继续转动6圈。

重复
2~3次

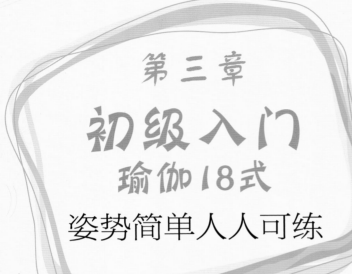

第三章

初级入门
瑜伽18式

姿势简单人人可练

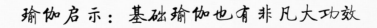

瑜伽启示：基础瑜伽也有非凡大功效

　　基础瑜伽最大的特点是体式简单，人人都可以练习，它让初识瑜伽的人不会产生任何畏惧心理，而且基础瑜伽能让身体渐渐舒展，为后续进阶打下坚实的基础。

基础站姿

对瑜伽新手来说，瑜伽基础站姿不仅能大大提高身体平衡感和协调性，同时还能增强腿部柔韧性以及踝关节、膝关节和髋关节的灵活性。经常练习，能让自己的站姿更加有型、得体，并逐渐提升个人整体气质。

山 式

心经

- 纠正弯腰驼背等不良姿势，让身姿变得更挺拔。
- 调整自主神经系统，能让人心情愉悦，思维活跃。

步骤

「伽人」有约

山式是瑜伽体式中最基础、最常见的站姿，可随时随地地练习，若配合瑜伽呼吸，运动效果会更佳。

难易指数：★★☆☆☆

重复次数
不限

1 挺直腰背站立，双腿并拢伸直，伸展所有的脚趾平贴在地面上，调匀呼吸。

2 深呼吸，收腹、挺胸、紧臀，让脊柱一节一节地向上伸展，双肩下沉，颈部放松，尽可能保持久一点的时间。

飞鸟式

『伽』有约

练习时双手五指尽量张开，双腿始终保持并拢伸直，胸部和手臂尽量向外扩展。

难易指数：★★☆☆☆

心经

● 舒展胸腔，扩展背部，预防、纠正含胸驼背的现象。
● 提高下半身支撑力，轻盈体态，美化身形。

步骤

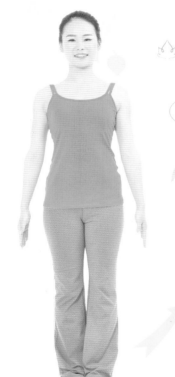

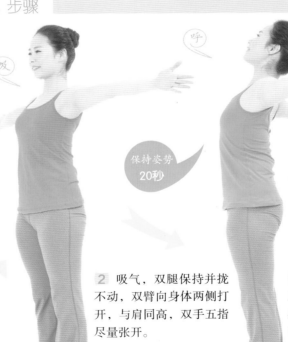

吸 呼

保持姿势
20秒

重复
5～6次

1 山式站立，双手自然垂于体侧，挺直脊柱，眼睛平视前方，调整呼吸。

2 吸气，双腿保持并拢不动，双臂向身体两侧打开，与肩同高，双手五指尽量张开。

3 呼气，双臂带动肩背部微微向后仰，感受胸部不断向外扩张，想象自己像飞鸟一样在天空自由翱翔，保持姿势20秒。

树 式

心经

● 锻炼全身关节，促进关节部位的血液循环，对提高平衡力和专注力非常有效。

● 增加腿部、臀部肌肉力量，同时伸展手臂和脊柱，防止四肢肥胖和含胸驼背。

步骤

难易指数：★ ★ ★ ☆ ☆

『伽』有约

练习时向上抬高的那条腿应尽量向外展开，踩在地面的腿要始终保持挺直。如果平衡性不好，可由易到难逐步练习。

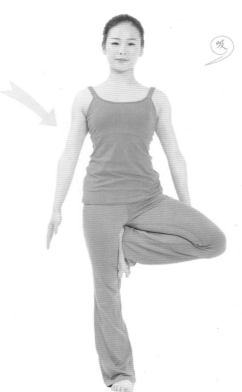

2 吸气，弯曲左膝，将左脚跟放在右大腿的根部，左膝盖指向左方。将身体的重心放在右腿上，右脚应牢牢抓住地面，维持身体的平衡。

吸

1 山式站立，双臂自然下垂，挺直腰背，眼睛平视前方，调整呼吸。

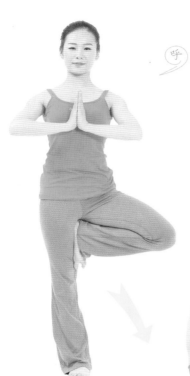

呼

双手指尖垂直指向天空

重复
5～6次

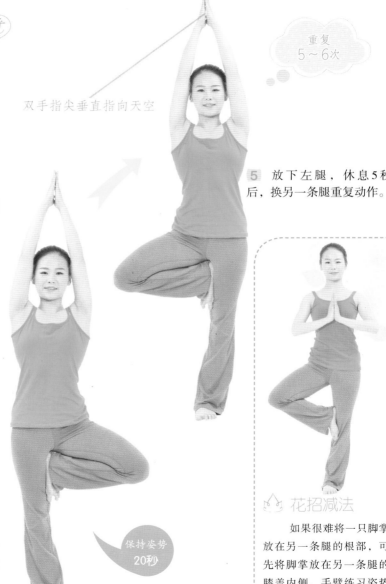

5 放下左腿，休息5秒后，换另一条腿重复动作。

3 呼气，双手在胸前合十，两小臂端平，手指指向天空。

4 深呼吸，合十的双手慢慢向头顶上方伸展，双臂用力带动身体向上延展，感觉自己像一棵大树在向上生长，保持20秒。

保持姿势
20秒

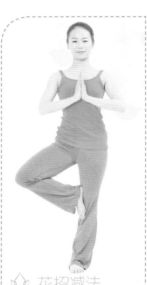

花招减法

如果很难将一只脚掌放在另一条腿的根部，可先将脚掌放在另一条腿的膝盖内侧，手臂练习姿势不变。

风吹树式

心经

● 拉伸腰部肌肉，消除腰部堆积的赘肉，使腰部变纤细。
● 美化手臂线条，手臂向上的姿势能给人积极的心理暗示。

步骤

『伽』有约

手臂向上举起时，要感受到脊柱在一节一节地向上提拉，感觉整个人都变长了。

手臂带动上半身向左右两侧倾斜时，双腿要始终保持静止不动。

难易指数：★★☆☆☆

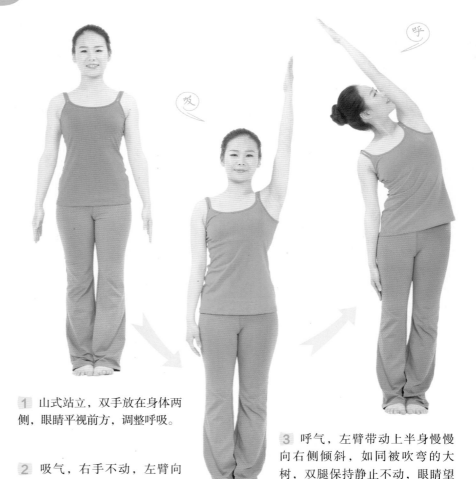

吸

呼

1 山式站立，双手放在身体两侧，眼睛平视前方，调整呼吸。

2 吸气，右手不动，左臂向头顶上方伸直，左手指尖指向天空。

3 呼气，左臂带动上半身慢慢向右侧倾斜，如同被吹弯的大树，双腿保持静止不动，眼睛望向左上方，保持姿势10秒。

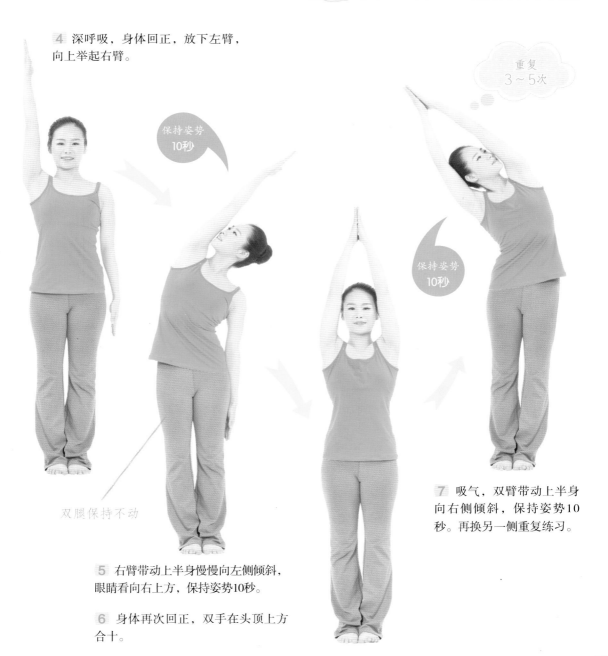

4 深呼吸，身体回正，放下左臂，
向上举起右臂。

保持姿势
10秒

双腿保持不动

5 右臂带动上半身慢慢向左侧倾斜，
眼睛看向右上方，保持姿势10秒。

6 身体再次回正，双手在头顶上方
合十。

重复
3～5次

保持姿势
10秒

7 吸气，双臂带动上半身
向右侧倾斜，保持姿势10
秒。再换另一侧重复练习。

双生龙式

练习时，要注意始终保持腰背挺直，切勿含胸驼背。动作熟练后，可以加大扭转的幅度，但注意上半身要完全放松，保持自然的呼吸。

难易指数：★★☆☆☆

心经

● 锻炼腿部和腰腹部，有效消除腰腹部赘肉。
● 舒缓全身紧绷感，促进消化，有助于气血流通。

步骤

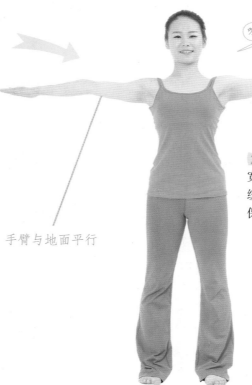

吸

手臂与地面平行

2 吸气，双腿分开约一肩宽的距离，双臂向身体两侧缓缓打开，直到与肩平齐，保持腰背挺直。

1 山式站立，双臂垂于体侧，眼睛平视前方。

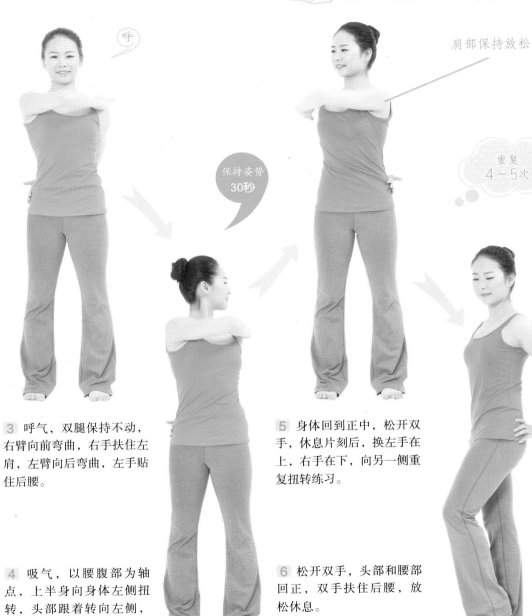

呼

肩部保持放松

保持姿势
30秒

重复
4～5次

3 呼气，双腿保持不动，右臂向前弯曲，右手扶住左肩，左臂向后弯曲，左手贴住后腰。

4 吸气，以腰腹部为轴点，上半身向身体左侧扭转，头部跟着转向左侧，保持30秒。

5 身体回到正中，松开双手，休息片刻后，换左手在上，右手在下，向另一侧重复扭转练习。

6 松开双手，头部和腰部回正，双手扶住后腰，放松休息。

基础坐姿

很多瑜伽体式是从基础坐姿演变而来的，经常练习这些基础坐姿，能为我们注入更多正能量，使整个身心更加平和宁静，还能充分锻炼肩背部、腰部、髋部、膝盖和脚踝等部位。此外，瑜伽基础坐姿也是练习瑜伽调息和冥想前最重要的基本功。

雷电坐

心经

● 雷电坐是练习冥想的理想坐姿，能改善消化功能，提升整个消化系统的健康水平。

● 缓解轻度的膝关节风湿痛与痛风，调节骨盆区域的血液循环。

步骤

『伽人』有约

以雷电坐方式休息至少6分钟，能缓解饱胀不适感。

练习时保持背部挺直，同时放松手臂和肩膀，保持自然的呼吸。如果在饭后特别是饱食一顿后，马上

难易指数┄┄★★☆☆☆

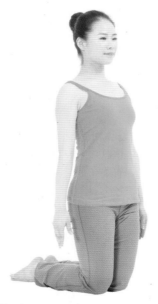

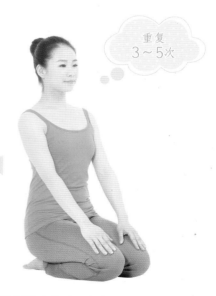

重复
3～5次

1 跪立在地上，上半身保持直立，双臂在身体两侧自然垂落，双膝并拢或稍分开着地，脚背贴地。

2 两脚大脚趾互相交叉，两脚跟朝外分开，臀部落坐在两脚掌之间，双手轻轻放在两大腿上，自然呼吸。根据自己的感受，想坐多久都行。

简易坐

心经

- 刺激膝部、脚踝等关节部位，预防风湿、关节炎等疾病。
- 放松肩背部，滋养神经系统，使内心平和、情绪安定。

步骤

1 挺直腰背坐在地上，双腿向前并拢伸直，双手放在身体两侧，眼睛平视前方。

吸

腰背保持挺直

重复
3～5次

呼

2 吸气，右腿保持不动，弯曲左腿，左脚掌抵住右大腿内侧。

3 呼气，弯曲右腿，将右脚放在左大腿下方，双手扶住膝盖，保持姿势5～10分钟。

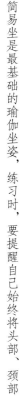

「伽」人有约

难易指数 ★★☆☆☆

简易坐是最基础的瑜伽坐姿，练习时，要提醒自己始终将头部、颈部和背部保持在一条直线上，切忌弯腰驼背。

吉祥坐

『伽』有的

难易指数 ···★★☆☆☆

练习吉祥坐时，腰背要挺直，肩部、背部和手臂自然放松。对于久坐的上班一族，可以多练习此坐姿。

心经

● 促进骨盆区域血液循环，有效滋养生殖系统。

● 缓解膝关节僵硬感，使双腿和髋部变得更柔软。

步骤

1 挺直腰背坐在地上，双腿向前伸直并拢，双手放在身体两侧的地面上。

吸

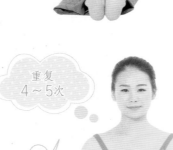

重复 4～5次

呼

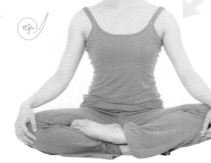

2 吸气，弯曲右腿，右脚掌抵住左大腿内侧。

3 呼气，弯曲左膝，将左脚放在右大腿和右小腿肚之间，双手扶住两膝盖，保持姿势5～10分钟。

半莲花坐

练习时，膝盖要尽量贴放在地面上。若感到腿部不适或疼痛，可交换双腿位置，也可以停止练习，换较为简单的坐姿练习。

难易指数：★★★☆☆

🕉 心经

● 灵活膝盖、脚踝等关节，增强身体柔韧性。
● 预防和改善哮喘、支气管炎等呼吸系统疾病。

🕉 步骤

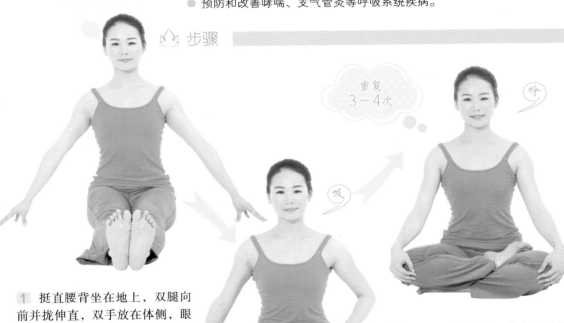

重复
3~4次

吸

呼

1 挺直腰背坐在地上，双腿向前并拢伸直，双手放在体侧，眼睛平视前方。

2 吸气，弯曲右膝，将右脚放在左大腿根部之上。

3 呼气，弯曲左膝，将左脚放在右大腿和右小腿之下，双手扶住两膝，保持5~10分钟。

全莲花坐

不要太过于勉强自己，可以按坐姿的难易程度进行循序渐进地练习。

较之半莲花坐，全莲花坐的难度更高。初练者不太容易做到，练习时

『伽人有约』

难易指数：★★★★★

👑 **心经**

- 滋养腰椎和骶骨处的神经，使人精神焕发、情绪稳定。
- 使双膝和双腿变得更柔软，同时美化背部和腰部线条。

👑 **步骤**

1 挺直腰背坐在地上，双腿向前并拢伸直，双手自然放在身体两侧，调整呼吸。

吸

重复 2～3次

呼

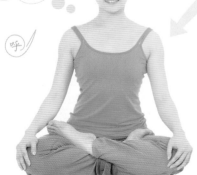

2 吸气，左腿伸直不动，弯曲右腿，将右脚放在左大腿根部之上，右脚跟抵住左侧小腹。

3 呼气，弯曲左腿，双手将左脚放在右大腿根部之上，左脚跟抵住右侧小腹，脚心向上，尽量让双膝贴近地面，双手扶住两膝盖，保持5～8分钟。

坐山式

练习时，肩部要自然放松。双腿可以并拢伸直，也可以采用简易坐姿，无论哪一种，都要保证腰背始终是挺直的。

难易指数：★★☆☆☆

心经

● 纠正含胸驼背现象，同时美化背部线条。
● 伸展腿部，缓解脚踝和膝关节僵硬感。

步骤

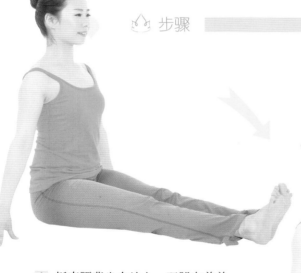

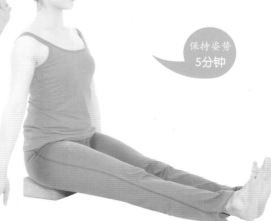

重复
3~4次

保持姿势
5分钟

1 挺直腰背坐在地上，双腿向前并拢伸直，双手自然放在身体两侧，保持姿势5分钟。

2 臀部坐在瑜伽砖上，双腿伸直姿势不变，腰背挺直，感觉整个背部在向上提拉，保持姿势5分钟。

清凉呼吸法

心经

● 净化血液，排出体内毒素，有助于加速面部新陈代谢。
● 提高肺部功能，缓解紧张、易怒等情绪，让人心情平静。

步骤

1 挺直腰背坐在地上，双腿向前并拢伸直，双臂自然垂于体侧，调整呼吸。

重复 3～5次

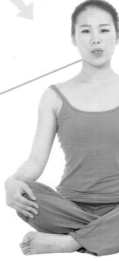

舌头卷成管状

2 将双腿盘起，取任意舒适的坐姿，双手扶住膝盖。将舌头尽量伸出，并卷成管状，通过卷起的舌头和嘴进行吸气，同时让舌头发出"嘶嘶"的声音，透过鼻孔，缓慢地将气体呼出。

"伽人"有约

练习清凉呼吸法适宜选择空气较好、环境较清静的地方，有助于将意识集中到自己的呼吸上，帮助身体排毒。

难易指数：★★★☆☆

狮子一式

伽人有约

练习狮子一式时，面部表情可以尽量夸张一些，发出声音时，想象自己就是一只威猛的狮子，这样锻炼的效果会更好。

难易指数：★★☆☆☆

心经

- 增加体内含氧量，帮助排出体内毒素，舒活全身关节和肌肉。
- 锻炼脸部细小肌肉群，紧实面部，让面部轮廓更清晰。

步骤

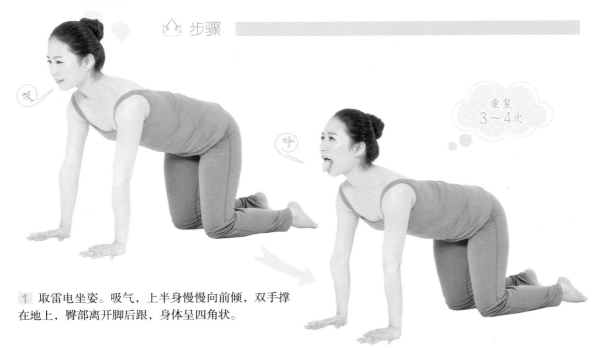

吸

呼

重复 3~4次

1 取雷电坐姿。吸气，上半身慢慢向前倾，双手撑在地上，臀部离开脚后跟，身体呈四角状。

2 呼气，抬头，像威猛的狮子一样睁圆双眼，张开嘴巴尽量向外伸舌头，塌腰，眼睛看向两眉之间的中点，同时发出"啊啊"的狮吼声，保持姿势10秒。

基础躺姿

瑜伽基础躺姿动作简单易练，相比一招一式，它追求的是正能量在体内的自由运行。练习瑜伽基础躺姿益处多多，不仅能缓解疲劳，很好地放松全身各个关节，还能滋养身体各处的神经，对肌肉进行静态按摩。

鳄鱼式

心经

● 锻炼肩部、腹部、手臂，拉伸脊柱，挺拔身姿，让身心更加平和宁静。
● 促进脊柱区域血液循环，消除身体紧张感，恢复活力。

步骤

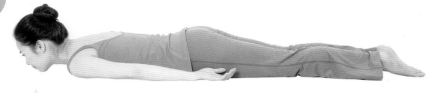

1 取俯卧姿势，下巴点地，双腿并拢伸直，双手放在身体两侧，掌心向上。

2 吸气，弯曲手肘，双手和小臂平贴地面，上臂支撑头部和胸部向上抬起，眼睛看向前方。

吸

3 呼气时抬起两小臂，两手肘在胸前并拢着地，两手腕相对，双手手掌托住下巴，全身放松，用心倾听自己的呼吸声，保持姿势30秒。

呼

『伽』人有约

练习时尽量让全身各个部位都处于放松状态，并将意识集中在自己的呼吸上，对驱除身体疲倦非常有效。

难易指数：★★☆☆☆

鱼戏式

还可以作为日常睡姿反复练习。

练习时，身体放松的时间没有明确限定，此动作

『伽』人有约

难易指数⋯★★☆☆☆

心经

● 有效治疗因压力过大造成的失眠症状，并缓解压力。
● 轻柔按摩腹部，改善消化不良和便秘等现象。

步骤

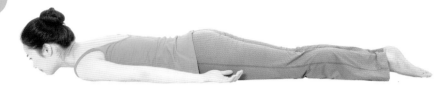

1 俯卧在地上，双腿并拢伸直，双手自然贴放在身体两侧，掌心向上。

2 弯曲手肘，将双手放在头部下方，十指交叉相握，掌心贴地，下巴枕在手背上。

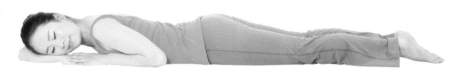

3 吸气，将右手肘推送至头顶方向，头部转向左侧，将头枕在右臂和右肘之间，左手肘指向双腿的方向。

重复次数 不限

4 身体略微向左转，弯曲左膝，尽量将左膝提至胸前，左手肘贴紧左膝盖，右腿不变，尽可能长时间地放松。

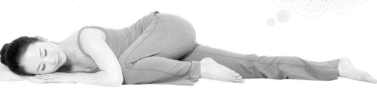

卧佛式

『伽人有约』 练习时，要让身体始终在同一个平面内，保持好身体平衡与顺畅呼吸。不要含胸驼背，贴地的那条腿尽量绷直。

难易指数：★★☆☆☆

心经

● 缓解身体疲劳，放松肩背部肌肉，帮助消除焦躁不安的负面情绪。
● 灵活膝关节和踝关节，放松腿部肌肉，缓解肌肉和关节僵硬感。

步骤

双腿叠放，保持平衡

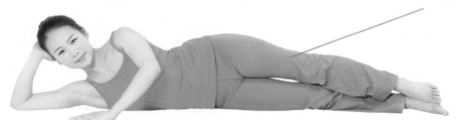

1 向右侧卧在地上，双腿并拢伸直，叠放在一起，右手肘弯曲，头部枕在右手手掌之中，左手贴放在胸部前方的地面上，调整呼吸。

2 吸气，手臂姿势不变，弯曲左膝，左脚跨过右大腿，将左脚掌贴放在右膝前方的地面上。

吸

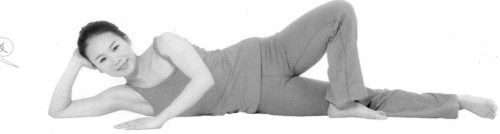

3 呼气，保持好身体平衡，将左手放在左大腿上，拇指和食指相扣，保持姿势20秒。

呼

保持姿势
20秒

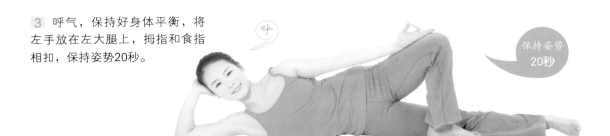

4 收回左腿，恢复仰卧姿势。放松休息片刻后，换左侧卧姿势，重复动作。

保持姿势
20秒

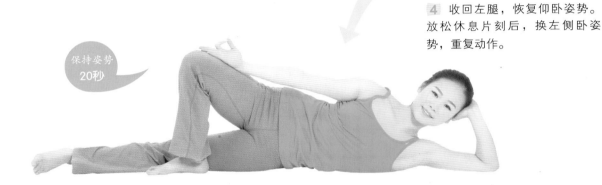

重复
3～4次

5 取任意舒服的坐姿，双手轻轻拍打大腿和小腿，放松休息。

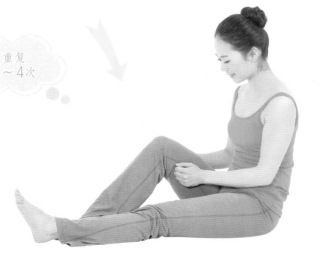

躺姿脊柱扭转式

『伽』人有约

练习时，双腿要始终保持并拢状态，双腿和头部在向两侧扭转过程中，手臂、肩部和背部都要尽量贴地不动。

难易指数：★★☆☆☆

心经

- 增加脊柱柔韧性，促进体内气血畅通。
- 使髋部灵活，提高腰腹部脏器功能，加速排毒。

步骤

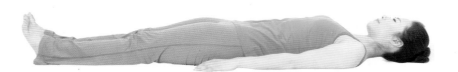

1 仰卧在地上，双腿并拢伸直，双臂自然放在体侧，调整呼吸。

大腿与地面垂直

吸

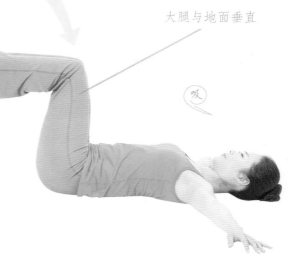

2 吸气，双臂向两侧打开至与肩齐平，并向上抬高双腿，让大腿与地面垂直，且与小腿呈90°，然后保持姿势5秒。

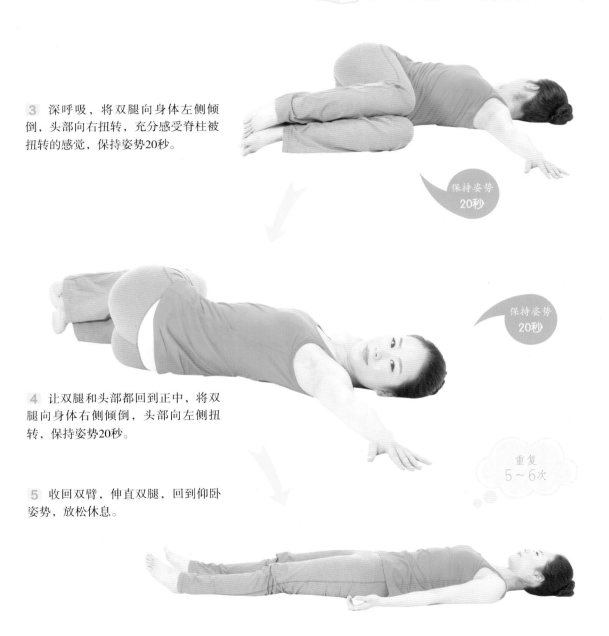

3 深呼吸，将双腿向身体左侧倾倒，头部向右扭转，充分感受脊柱被扭转的感觉，保持姿势20秒。

保持姿势
20秒

保持姿势
20秒

4 让双腿和头部都回到正中，将双腿向身体右侧倾倒，头部向左侧扭转，保持姿势20秒。

重复
5~6次

5 收回双臂，伸直双腿，回到仰卧姿势，放松休息。

十字脊柱扭转式

心经

● 滋养脊柱，增加脊柱柔韧性和弹性，消除全身疲劳。
● 有效拉伸腿部韧带，紧实腿部肌肉，美化腿形。

步骤

难易指数：★★★☆☆

『伽』人有约

练习时手臂贴地，同时放松肩部和颈部，收紧腹部和臀部肌肉。

1 仰躺在地上，左腿向上弯曲，左脚掌贴放在右膝上，双臂向两侧打开，与肩部呈一条直线。

吸

2 吸气，双臂姿势不变，将左腿向右侧倾倒，尽量让左腿膝盖靠近地面，头部向左扭转，充分感受脊柱的扭转，保持姿势20秒。

3 恢复仰卧姿势，双手回体侧，休息5秒后换另一侧方向重复练习。

重复
3~5次

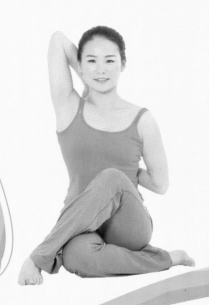

第四章

中级进阶
瑜伽29式

提高晋级加速度

瑜伽启示：突破自我感受瑜伽新魅力

　　入门瑜伽练习到一定程度后，你将开始挑战稍有难度的动作，这时你会体会到一种前所未有的自我突破感，且随着身体更加自如地伸展，你愈能感受到瑜伽的无穷魅力。

中级站姿

当个人平衡感和协调性有了显著提高后，就可以逐步提升动作难度了。瑜伽中级站姿增加了很多身体扭转、折叠和伸展等动作，能大大美化身体线条。在练习过程中，成型动作保持的时间可以逐渐延长，这样就能提升晋级速度。

踮脚蹲式

心经

● 拉伸小腿肌肉，增加腿部、膝关节和踝关节力量，加快腿部血液循环。
● 提高身体平衡能力，紧实臀部肌肉，改善关节疼痛、酸胀等不适感。

步骤

1 山式站立。吸气，双腿分开一肩宽，双手在体前交叉相握，双脚脚跟向上提起，腿部伸直，保持20秒后，慢慢放下脚跟，然后再踮脚，重复3~5次。

2 吸气，再次提起脚跟，弯曲双膝，身体尽量向下蹲，直至蹲到大腿与地面平行，保持姿势20秒。

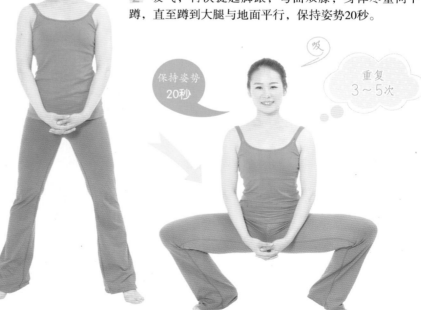

吸

保持姿势
20秒

吸

重复
3~5次

『伽』人有约

踮脚时，膝盖不要弯曲，保持双腿伸直，尽量将身体向上提拉，保持好身体平衡。身体向下蹲时，腰背要挺直。

难易指数：★★★☆☆

幻椅式

心经

● 增强下半身肌肉力量，提高身体稳定性，令体态更婀娜、轻盈。

● 收紧臀部，改善因久坐引起的臀部肌肉下垂和臀部肥大等问题。

步骤

『伽人有约』

练习时双臂要尽量向上伸展，且不能弓背，让腰背始终保持直立状态。

难易指数：★ ★ ★ ☆ ☆

吸

呼

重复 3～5次

保持姿势 30秒

1 山式站立，双手自然垂于体侧，眼睛平视前方，调整呼吸。

2 吸气，双臂从体侧向头顶方向伸展，双手合十，感觉整个身体在向上无限延展。

3 呼气，手臂姿势不变，弯曲双膝，身体慢慢向下蹲，重心稍微向前，感觉自己像坐在一把椅子上，保持姿势30秒。

战士一式

心经

- 扩展胸部，增强肺部功能，改善呼吸系统。
- 减少髋部多余脂肪，增强身体平衡感。

步骤

『伽人有约』

练习此体式的重点是，双臂向上伸展时，要能感受到脊柱在一节一节地向上拉伸。练习时注意不要缩脖耸肩。

难易指数 · ★★☆☆☆

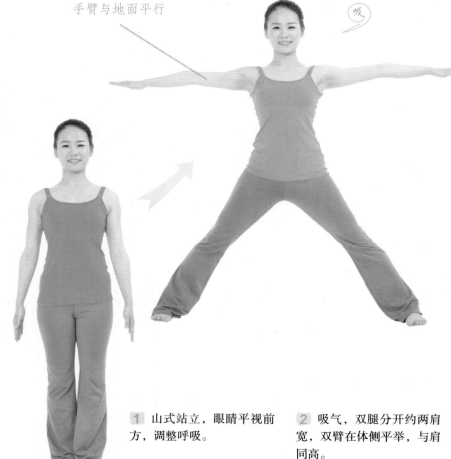

手臂与地面平行

吸

1 山式站立，眼睛平视前方，调整呼吸。

2 吸气，双腿分开约两肩宽，双臂在体侧平举，与肩同高。

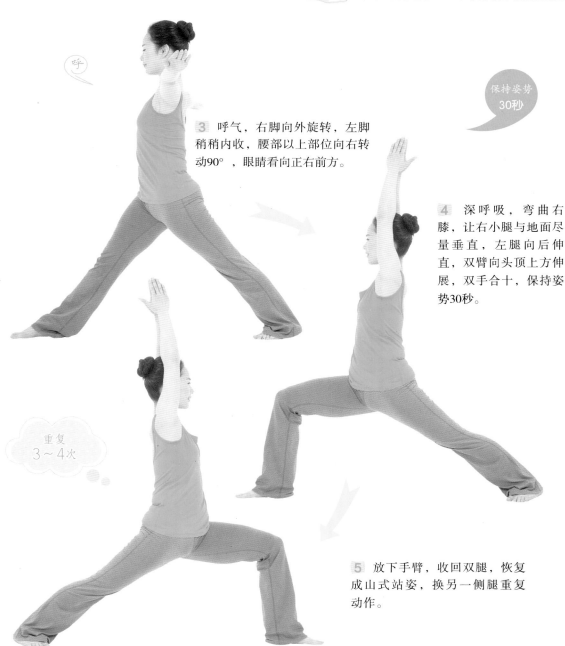

呼

保持姿势
30秒

3 呼气，右脚向外旋转，左脚稍稍内收，腰部以上部位向右转动90°，眼睛看向正右前方。

4 深呼吸，弯曲右膝，让右小腿与地面尽量垂直，左腿向后伸直，双臂向头顶上方伸展，双手合十，保持姿势30秒。

重复
3～4次

5 放下手臂，收回双腿，恢复成山式站姿，换另一侧腿重复动作。

战士二式

练习时要让平举的双臂始终在一条直线上，腰背挺直，向后伸展的腿保持直立，膝盖不要弯曲，这样才能收到最佳运动效果。

难易指数：★★☆☆☆

心经

● 促进全身气血循环，滋养神经，增强身体平衡感。
● 拉伸腿部肌肉，消除"大象腿"，塑造优美的腿部线条。

步骤

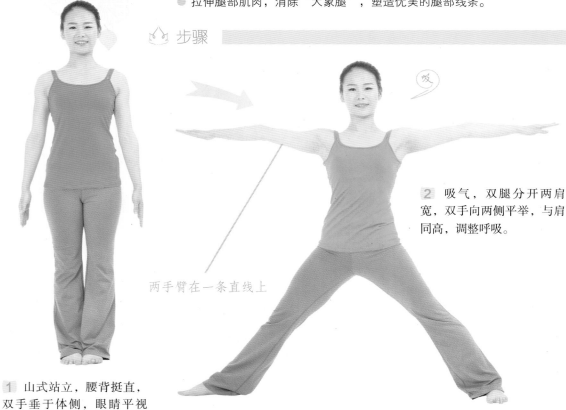

2 吸气，双腿分开两肩宽，双手向两侧平举，与肩同高，调整呼吸。

两手臂在一条直线上

1 山式站立，腰背挺直，双手垂于体侧，眼睛平视前方。

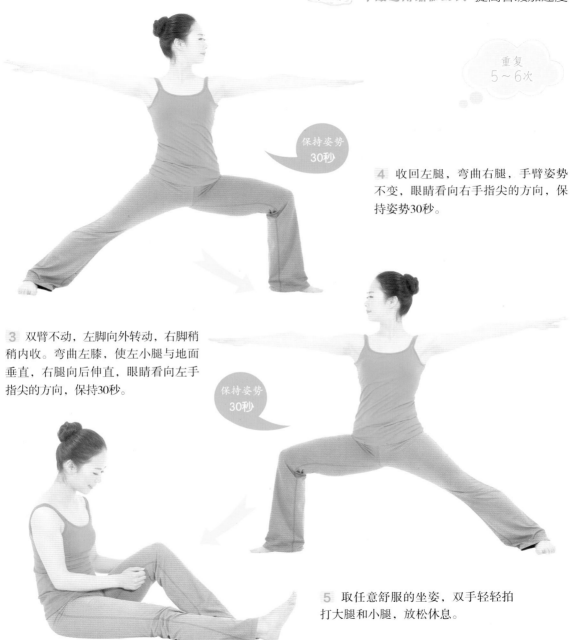

重复
5～6次

保持姿势
30秒

4 收回左腿，弯曲右腿，手臂姿势不变，眼睛看向右手指尖的方向，保持姿势30秒。

3 双臂不动，左脚向外转动，右脚稍稍内收。弯曲左膝，使左小腿与地面垂直，右腿向后伸直，眼睛看向左手指尖的方向，保持30秒。

保持姿势
30秒

5 取任意舒服的坐姿，双手轻轻拍打大腿和小腿，放松休息。

敬礼式

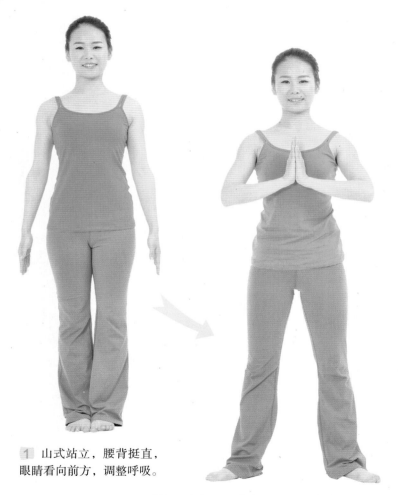

心经

- 锻炼颈部、肩部、髋部和膝关节等，提高身体平衡感。
- 放松身心，缓解焦虑不安的情绪，消除疲倦，提高自信心。

步骤

1 山式站立，腰背挺直，眼睛看向前方，调整呼吸。

2 双脚打开一肩宽，双手在胸前合十，两小臂端平，尽量与地面保持平行。

『伽』人有约

练习时背部要始终保持挺直，不能弓背。双脚并拢，并用脚趾牢牢抓住地面，以保持好身体平衡。

难易指数：★★★☆☆

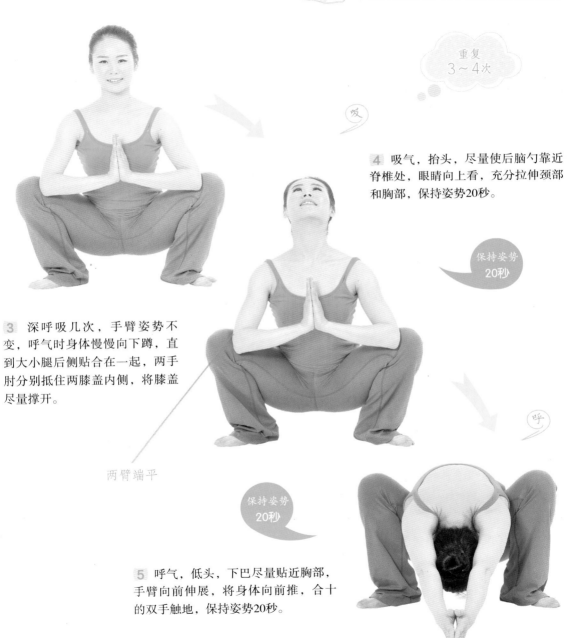

重复
3～4次

吸

4 吸气，抬头，尽量使后脑勺靠近脊椎处，眼睛向上看，充分拉伸颈部和胸部，保持姿势20秒。

保持姿势
20秒

3 深呼吸几次，手臂姿势不变，呼气时身体慢慢向下蹲，直到大小腿后侧贴合在一起，两手肘分别抵住两膝盖内侧，将膝盖尽量撑开。

两臂端平

保持姿势
20秒

呼

5 呼气，低头，下巴尽量贴近胸部，手臂向前伸展，将身体向前推，合十的双手触地，保持姿势20秒。

铲斗式

心经

● 锻炼脸部、腿部、腰腹部、手臂等部位的肌肉，令肌肤更紧致。
● 增加头部供氧量，放松腹腔内脏器，强化脏器功能。

步骤

难易指数：★★★☆☆

『伽』人有约

在前后摆动上半身的过程中，双腿应始终保持挺直状态，脚掌紧抓地面，下半身切忌随双臂左右晃动。

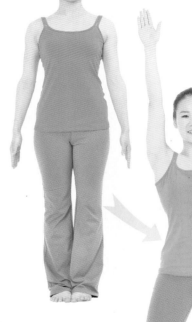

1 山式站立，两臂自然垂于体侧，挺直腰背，调整呼吸。

2 吸气，双腿分开约两肩宽，两臂自体侧向上举，掌心面对正前方。

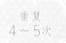

重复 4～5次

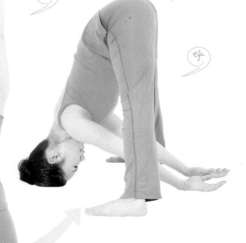

吸

呼

3 呼气，以腰腹部为轴点，将上半身向下弯曲，然后让双臂带动上半身在两腿间像铲斗车一样前后摆动，至少摆动10次。

鸵鸟式

心经

- 锻炼颈部肌肉群，美化颈部线条，缓解颈椎疲劳和僵硬感。
- 加快血液逆流回面部，滋养面部肌肤，预防面部肌肉松弛。

步骤

深地吸气，慢慢地呼气，配合呼吸，运动效果更佳。

上半身向前向下屈时，膝盖要始终保持伸直状态。同时要注意保持深

『伽人』有约

难易指数：★★☆☆

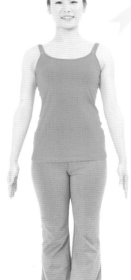

1 山式站立，腰背挺直，双手自然垂放在身体两侧，眼睛平视前方，调整呼吸。

吸

重复 3～5次

保持姿势 20秒

2 吸气，双腿分开与肩同宽，双臂向前平举，与肩同高。

3 呼气，上半身向下俯身折叠，直到双手分别抓住两脚的大脚趾。背部保持挺直，头部向上抬起，保持姿势20秒。

呼

前屈式

心经

● 血液倒流至头部，滋养脑部神经和面部肌肤，使人气色红润、头脑清醒。

● 温和刺激所有内分泌腺体，调节内分泌，让人由内至外散发出健康的光彩。

步骤

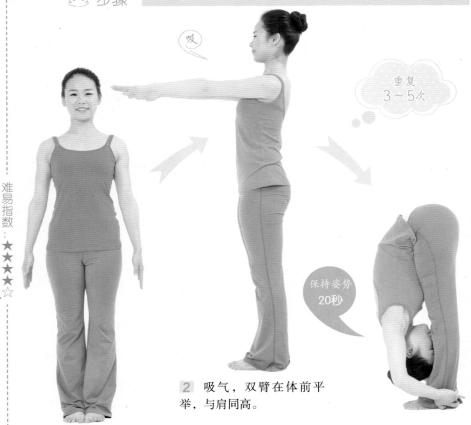

吸

重复
3~5次

保持姿势
20秒

「伽人有约」

双臂向上伸展时要感受脊柱在一节一节地向上提拉；上半身向下屈时，身体要自然放松，两腿伸直，膝盖不要弯曲。

难易指数：★★★★☆

1 山式站立，双腿并拢伸直，腰背挺直，双手放在身体两侧，眼睛平视前方，均匀呼吸。

2 吸气，双臂在体前平举，与肩同高。

3 呼气，双臂带动上半身慢慢向前向下俯，直到胸部和腹部贴近大腿，头部自然下垂，双手扶住两脚踝，保持姿势20秒。

双角式

心经

● 促进头部血液循环，加快脸部新陈代谢，收紧面部肌肉，塑造精致脸庞。

● 充分拉伸背部和腿部肌肉群，有效缓解腰酸背痛、背部僵硬等不适感。

步骤

上半身向前向下屈，做到自己的极限。

练习此动作时，膝盖要绷直，使双腿保持直立状态，并尽量将

『伽』人有约

难易指数：★★★★☆

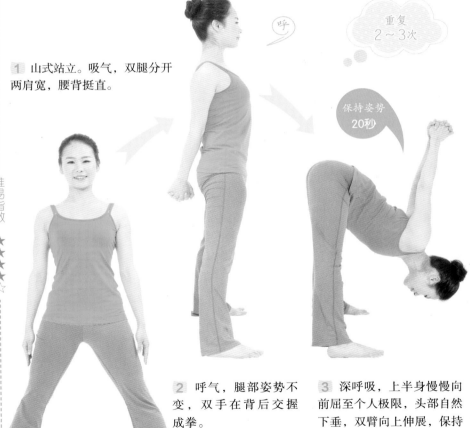

1 山式站立。吸气，双腿分开两肩宽，腰背挺直。

呼

重复 2~3次

保持姿势 20秒

2 呼气，腿部姿势不变，双手在背后交握成拳。

3 深呼吸，上半身慢慢向前屈至个人极限，头部自然下垂，双臂向上伸展，保持姿势20秒。

摩天式

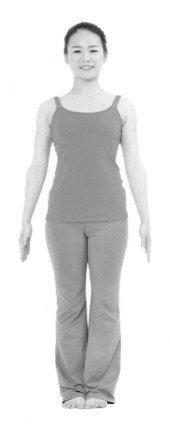

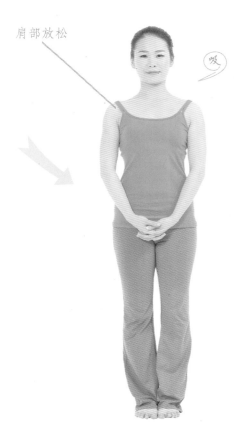

心经

● 有效拉伸两臂和肩背部肌肉群，削减肩背部多余脂肪，增加柔韧性。

● 增加腿部力量，灵活腿部关节，美化腿形并预防腿部水肿等现象。

步骤

肩部放松

吸

练习时手臂要尽量向上伸直，可让两臂贴近两耳朵，这样能更好地伸展背部。踮脚走动时也要尽量将身体向上伸展，保持腰部挺立。

『伽』有约

难易指数：★★★☆☆

1 山式站立，双手垂放在体侧，眼睛平视前方，调整呼吸。

2 吸气，腰背挺直，双手在体前交叉相握。

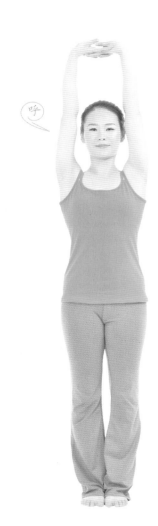

呼

重复
2～3次

4 深吸气，向上踮起脚跟，脚尖着地，双臂向上延展，带动上半身也向上伸展，保持姿势10秒。

保持姿势
10秒

3 呼气，双臂向头顶上方伸展，翻转手心向上，手臂伸直，感受脊柱的拉伸。

5 呼气时脚跟回落地面，再次吸气时，踮起脚后跟，用脚尖支撑身体向前走动，走5～8步后再回转，直至小腿感觉酸胀为止。

风车式

『伽人有约』

难易指数：★★★☆☆

在整个练习过程中，膝盖不要弯曲，要始终保持腿部伸直。身体向两侧扭转时，运用腰腹力量带动身体即可。

心经

● 舒展腰背部肌肉，加速背部血液循环，燃烧背部多余脂肪。
● 调节神经系统，消除身体疲劳感和烦躁不安等不良情绪。

步骤

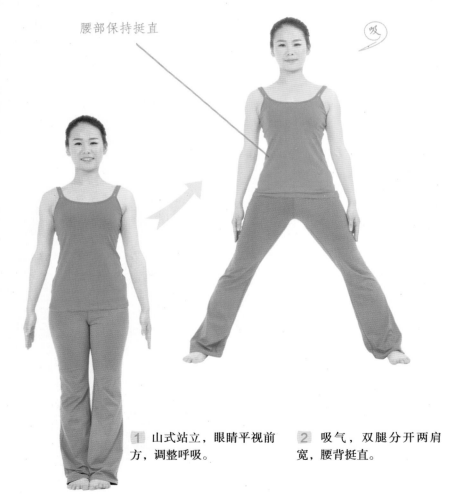

腰部保持挺直

吸

1 山式站立，眼睛平视前方，调整呼吸。

2 吸气，双腿分开两肩宽，腰背挺直。

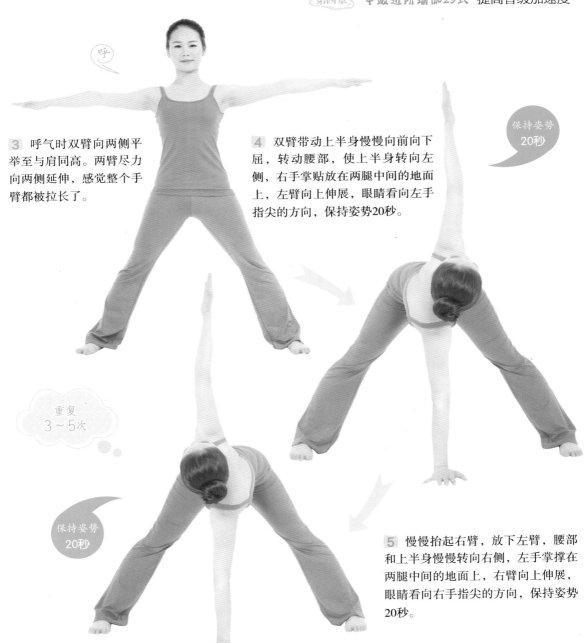

呼

3 呼气时双臂向两侧平举至与肩同高。两臂尽力向两侧延伸，感觉整个手臂都被拉长了。

4 双臂带动上半身慢慢向前向下屈，转动腰部，使上半身转向左侧，右手掌贴放在两腿中间的地面上，左臂向上伸展，眼睛看向左手指尖的方向，保持姿势20秒。

保持姿势 20秒

重复 3~5次

保持姿势 20秒

5 慢慢抬起右臂，放下左臂，腰部和上半身慢慢转向右侧，左手掌撑在两腿中间的地面上，右臂向上伸展，眼睛看向右手指尖的方向，保持姿势20秒。

中级坐姿

瑜伽中级坐姿重点强调对胸背部、腰腹部和臀腿部的全方位锻炼，不仅舒展身体的肌肉，还对各脏器进行有效按摩和刺激，增强消化功能，帮助身体快速排出毒素。练习中级坐姿时，在安全性的基础上，应尽量将每一个动作做得舒展、优美。

迎风展式

心经

● 滋养骨盆，拉伸手臂、胸部和颈部肌肉，美化上半身线条。
● 加速头部血液流通，滋养脑细胞，提升专注力和气质。

步骤

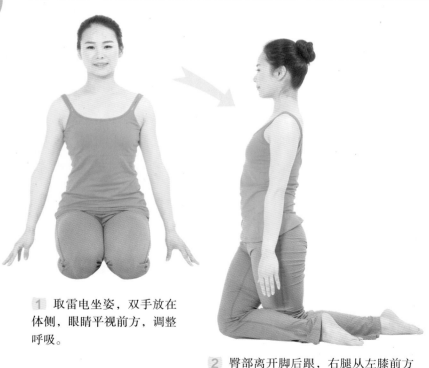

1 取雷电坐姿，双手放在体侧，眼睛平视前方，调整呼吸。

2 臀部离开脚后跟，右腿从左膝前方跨过左腿，将右小腿贴放在左腿外侧的地面上。

『伽人』有约

难易指数：★★★☆☆

练习过程中，上半身向后仰的动作要缓慢有序，以免扭伤，弯曲的幅度达到自己力所能及的程度即可，不要过分勉强。

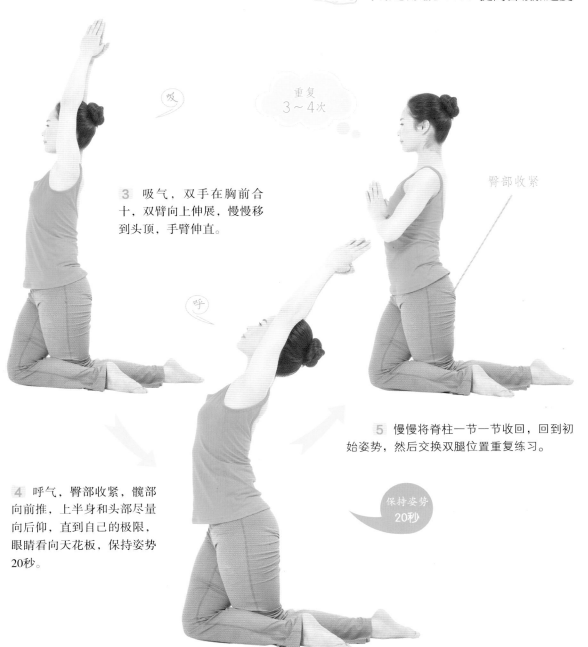

吸

重复
3~4次

3 吸气，双手在胸前合十，双臂向上伸展，慢慢移到头顶，手臂伸直。

臀部收紧

呼

5 慢慢将脊柱一节一节收回，回到初始姿势，然后交换双腿位置重复练习。

4 呼气，臀部收紧，髋部向前推，上半身和头部尽量向后仰，直到自己的极限，眼睛看向天花板，保持姿势20秒。

保持姿势
20秒

牛面式

『伽』有约

练习时，应保持下半身始终不动，避免身体向一侧倾斜，同时要挺直脊柱，这样能更好地拉伸手臂内侧的肌肉群。

难易指数：★★★★☆

心经

● 拉伸手臂内侧肌肉，帮助消除手臂内侧多余脂肪。
● 伸展背阔肌，矫正不良脊柱形态，让背部更挺拔。

步骤

腰背保持直立

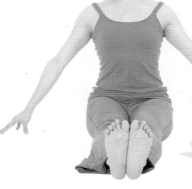

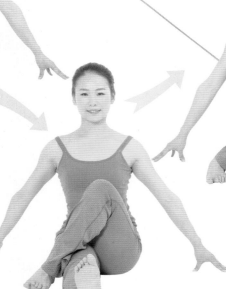

1 挺直腰背坐在地上，双腿向前并拢伸直，双手放于体侧，调整呼吸。

2 右腿保持不动，弯曲左膝，左腿跨过右大腿，左脚掌贴放在右膝外侧的地面上。

3 弯曲右膝，右腿贴着地面，右脚掌尽量靠近左侧臀部。

4 吸气，腿部姿势不变，右臂向上伸展，右手指尖指向天空。

5 弯曲右手手肘，让后手贴于后背处。

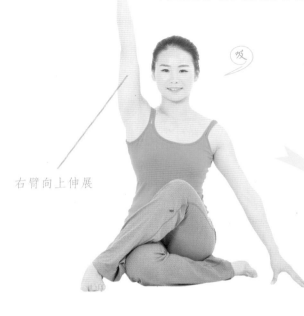

吸

右臂向上伸展

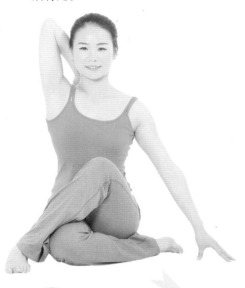

保持姿势
30秒

呼

重复
2～3次

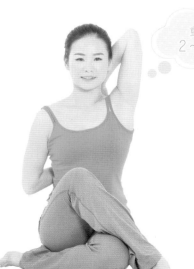

6 呼气，左手臂经左肩膀下方绕至背后，双手在背后十指相扣，眼睛平视前方，将注意力集中在自己的呼吸上，保持姿势30秒。

7 交换双手双脚的上下位置，重复上述动作。

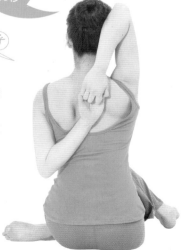

脊柱扭转式

『伽人有约』

练习时，上半身要保持紧张状态，切忌弯腰驼背，充分感受脊柱的扭转和拉伸，贴地的那条腿要始终伸直。

难易指数：★★★☆☆

心经

● 挤压腰腹部，帮助排出体内毒素，滋养面部，减少皱纹，延缓肌肤衰老。
● 促进背部血液循环，滋养强壮脊柱，消除背部赘肉，纠正驼背，使背部曲线更挺拔。

步骤

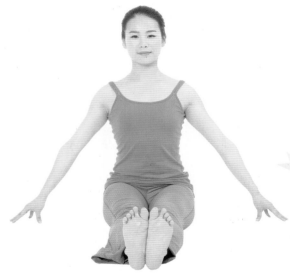

1 腰背挺直坐在地上，双腿向前伸直并拢，双手放在身体两侧，眼睛平视前方。

2 右腿伸直不变，弯曲左腿，将左脚放在右膝旁边的地面上。

左腿跨过右膝

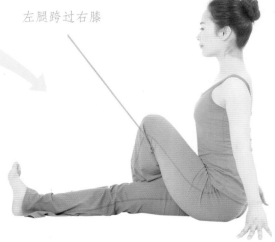

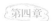

3 吸气，抬起右臂，弯曲右手肘，用整个右手臂环抱住左大腿，上身微微向左扭转。

保持姿势
30秒

4 呼气，上半身继续向左扭转，左手放在臀部后方的地面上，指尖点地，眼睛看向左肩的方向，保持姿势30秒。

5 松开双臂和左腿，恢复初始姿势，换另一侧重复动作。

重复
3~4次

双腿背部伸展式

『伽』有约

练习时要始终保持背部和腿部处于绷直的状态，这样才能收到最佳的运动效果。如果上半身不能弯曲到标准位置，先弯曲到自己的极限处即可。

难易指数：★★★★☆

心经

● 强壮脊柱，促进背部血液循环，纠正驼背等不良体态。
● 舒缓紧张的情绪，释放压力，有效缓解久坐引起的疲劳。

步骤

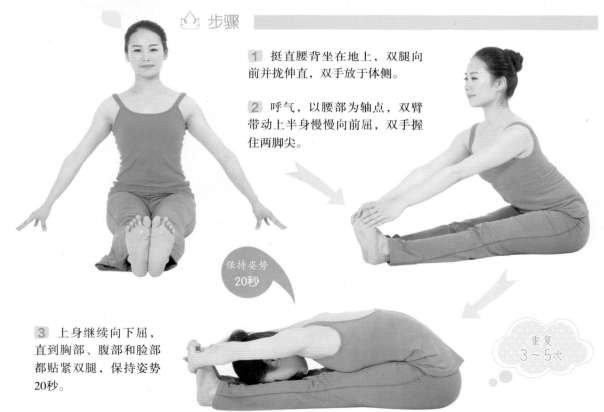

1 挺直腰背坐在地上，双腿向前并拢伸直，双手放于体侧。

2 呼气，以腰部为轴点，双臂带动上半身慢慢向前屈，双手握住两脚尖。

保持姿势 20秒

3 上身继续向下屈，直到胸部、腹部和脸部都贴紧双腿，保持姿势20秒。

重复 3～5次

蝴蝶式

心经

● 挤压双腿，紧实大腿肌肉，使膝关节和踝关节更灵活，美化腿形。

● 减少腰背部赘肉，加速骨盆处血液循环，促进腹腔器官排毒。

步骤

「伽」有约

蝴蝶式的最大特征是，双腿要持续保持上下弹动的状态，弹动的次数可依照个人喜好和体力而定。注意练习时腰背要始终挺直。

难易指数 ★★☆☆☆

2 吸气，弯曲双膝，让双脚脚心相对，双手握住两脚尖，感受脊柱的拉伸。

吸

1 挺直腰背坐在地上，双腿并拢伸直，双臂放于体侧，调整呼吸。

重复 2～3次

呼

3 呼气，双手和脚心姿势保持不变，两膝盖用力上下弹动，像蝴蝶的翅膀般重复地做贴地、离地的运动。保持弹动的幅度和自然的呼吸。

交叉平衡一式

『伽』有约

练习时腰背要挺直，保证伸出的手臂、腿和腰背在一个平面上，且保持好身体平衡，不要左右晃动。

难易指数：★★★☆☆

心经

● 放松背部和肩膀，加快背部血液循环，消除背部酸痛和疲劳感。
● 使手臂和大腿纤长，美化整个身体曲线，增强身体灵活性。

步骤

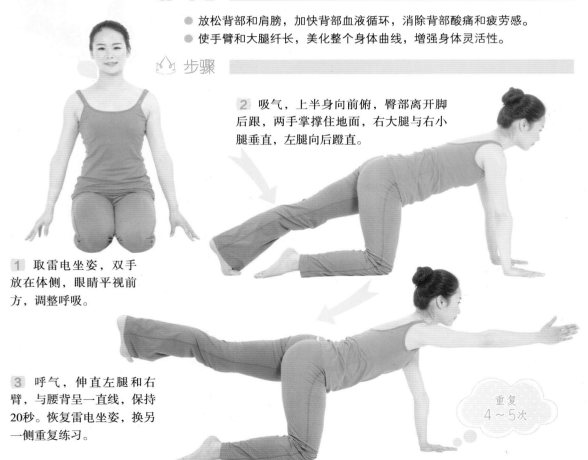

1 取雷电坐姿，双手放在体侧，眼睛平视前方，调整呼吸。

2 吸气，上半身向前俯，臀部离开脚后跟，两手掌撑住地面，右大腿与右小腿垂直，左腿向后蹬直。

3 呼气，伸直左腿和右臂，与腰背呈一直线，保持20秒。恢复雷电坐姿，换另一侧重复练习。

重复
4~5次

上犬式

『伽人有约』

此动作对腰腹部柔韧性有一定要求，可以先做一些腰腹部热身练习。练习过程中，要注意收紧后腰部肌肉群，同时尽量挺胸收背。

难易指数：★★★★☆

心经

● 增强腹部肌肉力量，使小腹更平坦，塑造优美的腹部线条。
● 加速体内气血循环，增加面部细胞的含氧量，提高肌肤的新陈代谢率。

步骤

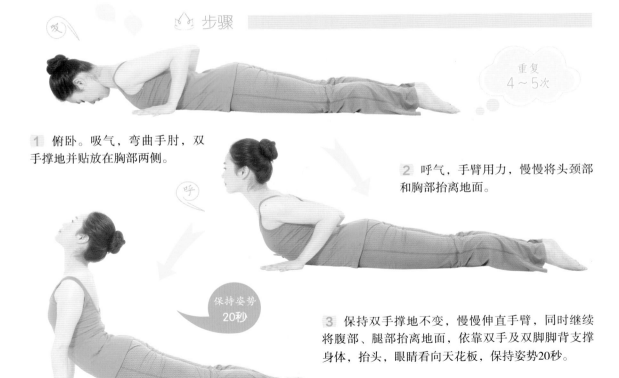

吸

重复
4～5次

1 俯卧。吸气，弯曲手肘，双手撑地并贴放在胸部两侧。

呼

2 呼气，手臂用力，慢慢将头颈部和胸部抬离地面。

保持姿势
20秒

3 保持双手撑地不变，慢慢伸直手臂，同时继续将腹部、腿部抬离地面，依靠双手及双脚脚背支撑身体，抬头，眼睛看向天花板，保持姿势20秒。

叩首式

心经

● 放松背部、肩部和手臂肌肉，有助于上半身的形体塑造。

● 促进脸部血液循环，活化脸部细胞，使脸部皮肤更紧致红润。

步骤

『伽』人有约

难易指数┄ ★★★☆☆

练习上半身向下叩首时，身体要尽量放松，借助地心引力向下弯。向上抬高手臂时，保持手臂笔直，抬到自己的极限即可。

1 取雷电坐姿，双手放在体侧，眼睛看向前方，均匀呼吸。

胸部、腰腹部紧贴大腿

2 上半身慢慢向前俯，直到胸部紧贴大腿，呈婴儿放松姿势。

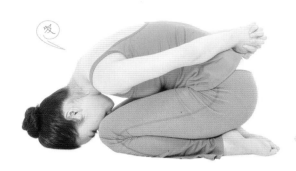

吸

双手与地面垂直

3 吸气，让额头抵在地上，胸部和腹部紧贴大腿，肩膀和手臂放松，双手在背后相握。

4 呼气，臀部离开脚后跟，头部在原地向前滑动，直到头顶百会穴抵地，颈椎垂直于地面。

呼

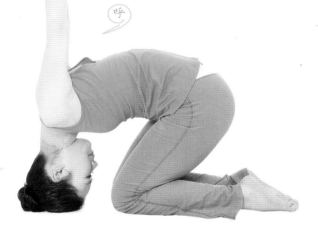

5 臀部继续向上抬高，使大腿与小腿垂直。手臂向上方用力伸展，保持姿势30秒。然后将臀部回落于脚后跟，脸转向一侧放松全身。

重复
4~6次

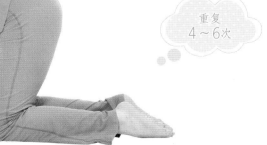

保持姿势
30秒

磨豆式

『伽』有约

在整个练习过程中，双臂和双腿都要伸直，保持匀速地推磨。身体推磨至向后仰时，注意双腿不要翘起，要保持贴地不变。

难易指数：★★★☆☆

♨ 心经

● 锻炼腰腹部肌肉，充分燃烧腹部多余脂肪，让小腹变平坦。
● 促进骨盆区域血液循环，有效缓解痛经、月经不调等症。

♨ 步骤

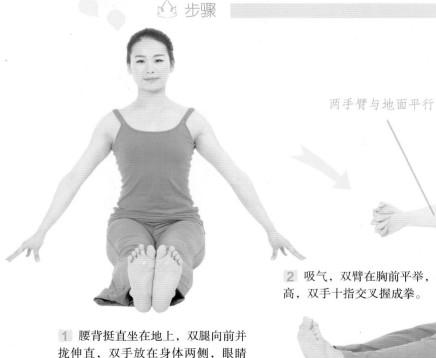

两手臂与地面平行

吸

1 腰背挺直坐在地上，双腿向前并拢伸直，双手放在身体两侧，眼睛平视前方，调整呼吸。

2 吸气，双臂在胸前平举，与肩同高，双手十指交叉握成拳。

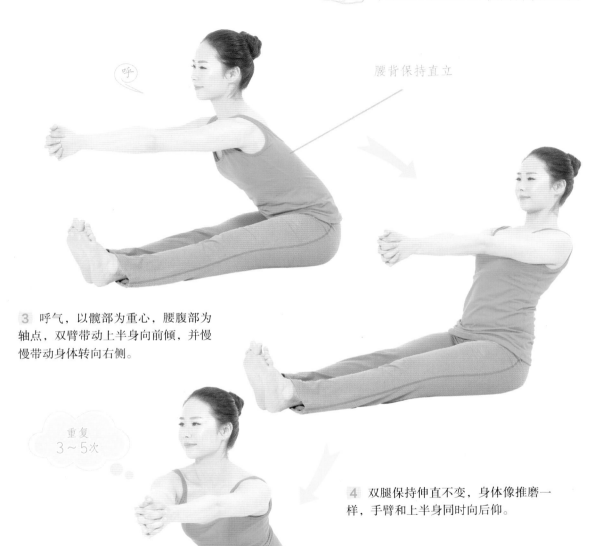

呼

腰背保持直立

3 呼气，以髋部为重心，腰腹部为轴点，双臂带动上半身向前倾，并慢慢带动身体转向右侧。

重复
3～5次

4 双腿保持伸直不变，身体像推磨一样，手臂和上半身同时向后仰。

5 身体继续转动到左侧。顺时针推磨1圈后，身体回正，再逆时针推磨1圈。

骆驼式

心经

● 消除腰腹部多余脂肪，让小腹更平坦。拉伸颈部，舒缓肩部。
● 加速血液逆流，帮助排出体内毒素，调顺月经周期。

步骤

『伽』有约

练习上半身向后仰时，动作要缓慢，让脊柱一节一节地往下压。回正时，也要将脊柱一节一节地慢慢收回。

难易指数 ★★★★☆

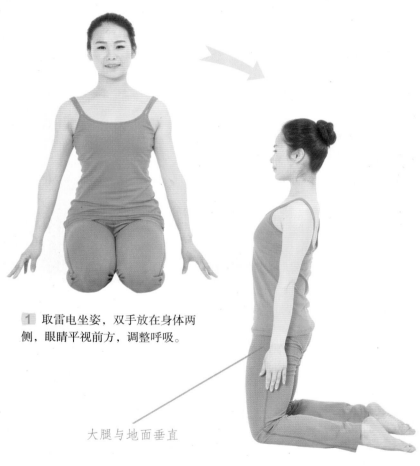

1 取雷电坐姿，双手放在身体两侧，眼睛平视前方，调整呼吸。

大腿与地面垂直

2 直立起上半身，大腿与小腿垂直，双腿打开约两个拳头的距离。

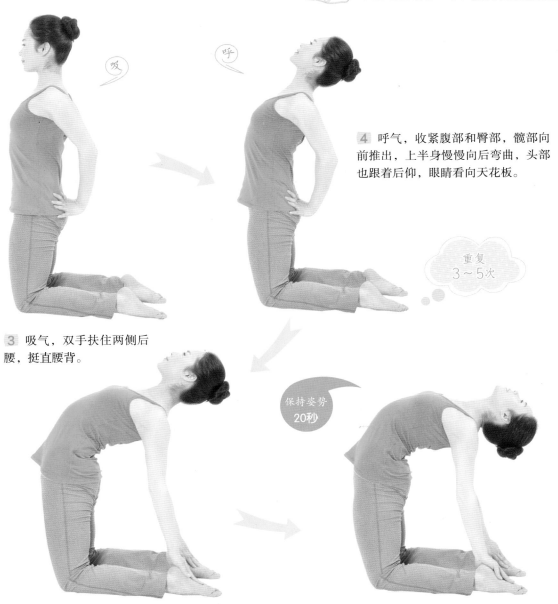

吸

呼

4 呼气，收紧腹部和臀部，髋部向前推出，上半身慢慢向后弯曲，头部也跟着后仰，眼睛看向天花板。

重复
3～5次

3 吸气，双手扶住两侧后腰，挺直腰背。

保持姿势
20秒

5 上半身继续向后仰，慢慢将左手移到左脚跟上，然后将右手移到右脚跟上，两手臂伸直。

6 两手臂和腰腹部用力，尽量将上半身拱起，头部自然垂落，保持姿势20秒。

中级躺姿 中级躺姿除了继续让能量和谐运转外，还加大了对身体各个部位的锻炼，尤其是头颈部和双腿，并且还能大大缓解这些部位由于久坐不动而引起的僵硬感，让整个身体充满活力。在练习中级躺姿时，可以将注意力多放在呼吸上。

蜥蜴式

『伽』人有约　移动身体时，大臂肌肉始终保持收紧的状态，将身体重心移至胸部，肩膀放松，胸贴地面，让腿部不断向前移动，同时抬高臀部。

难易指数：★★★☆☆

心经

● 滋养脊背神经，消除背部多余脂肪，同时纠正驼背，使背部更柔美挺拔。
● 消除大腿后侧多余脂肪，紧翘臀部，美化臀部到大腿间的曲线。

步骤

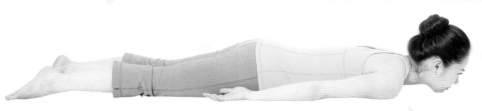

1 俯卧在地上，两腿并拢伸直，双臂贴放在身体两侧，掌心朝上，均匀呼吸。

2 双臂移到头部下方，弯曲双手手肘互抱，令手肘和前臂着地，支撑头部抬离地面。

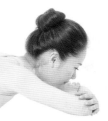

3 吸气，弯曲双腿，保持小腿贴地，依靠双臂、小腿支撑身体，慢慢向上抬高臀部，让大腿、腹部、胸部和肩部都离开地面。

4 呼气，身体向下倾，下巴贴在前臂后方的地面上，胸部紧贴地面，臀部向上翘起。

5 臀部、胸部和手臂姿势不变，尽量向上抬高头部，保持姿势20秒。

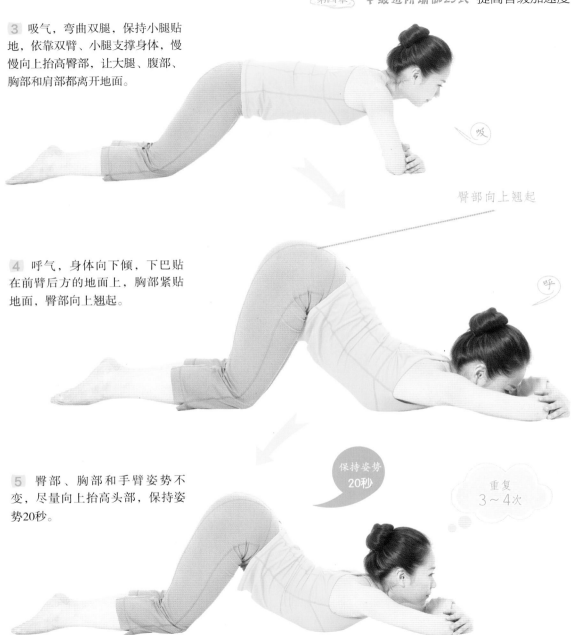

吸

臀部向上翘起

呼

保持姿势
20秒

重复
3～4次

眼镜蛇式

练习时双腿要始终贴地，在扭转头肩部的过程中，可以适当分开双腿，这样能帮助减少下背部的压力。

难易指数：★★★☆☆

心经

● 调节脊柱神经，消除背部酸痛和僵硬感，消除颈部细纹。
● 燃烧大腿和小腿多余脂肪，同时收紧臀部和大小腿肌肉。

步骤

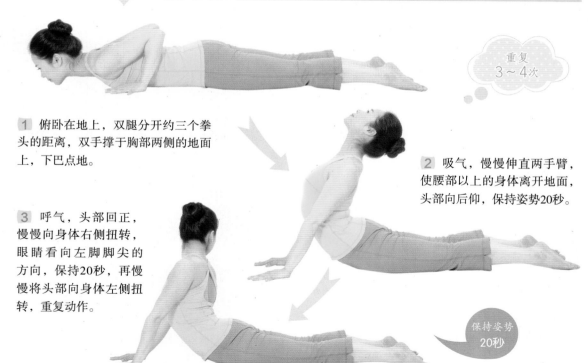

重复
3～4次

1 俯卧在地上，双腿分开约三个拳头的距离，双手撑于胸部两侧的地面上，下巴点地。

3 呼气，头部回正，慢慢向身体右侧扭转，眼睛看向左脚脚尖的方向，保持20秒，再慢慢将头部向身体左侧扭转，重复动作。

2 吸气，慢慢伸直两手臂，使腰部以上的身体离开地面，头部向后仰，保持姿势20秒。

保持姿势
20秒

卧英雄式

以免拉伤肌肉，同时用双臂的力量分配好全身重量。

上半身向后仰时，动作要轻缓，切忌速度过快，

「伽人」有约

难易指数：★★★☆

心经

● 伸展腹腔器官和骨盆区域，加速下半身血液循环，预防和改善经期腹部胀痛。

● 拉伸肩背部，有效消除疲劳感，缓解体内积存的压力和焦虑情绪，让人心情舒畅。

步骤

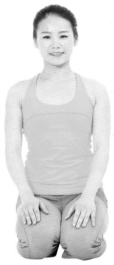

1 取雷电坐姿，双手放在两大腿上，眼睛平视前方，调整呼吸。

吸

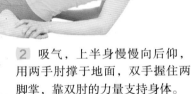

2 吸气，上半身慢慢向后仰，用两手肘撑于地面，双手握住两脚掌，靠双肘的力量支持身体。

呼

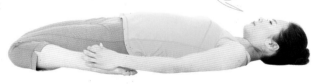

3 呼气，上半身继续向后仰，直到腰部、肩背部和头部完全贴合在地面上。

4 双臂向头顶处伸展，然后弯曲手肘，两手在头顶处交叠互握，保持姿势20秒。

保持姿势 20秒

重复 3～5次

上抬腿式

『伽』人有约

练习过程中，双腿要始终并拢伸直，抬到合适的角度后，停留的时间尽量久一点；头部和背部以及手臂要紧贴地面。

难易指数：★★★★☆

心经

● 强健腹肌和腰肌，消除腰腹部赘肉，让腰腹部变得紧实健美。
● 伸展腿部，促进下半身血液循环，提高身体协调能力，缓解身体疲劳感。

步骤

重复
3~5次

1 仰卧。双臂紧贴并抓住地面，收紧腹部，慢慢向上抬高双腿，脚尖绷直，让双腿与地面呈30°，保持姿势20秒。

保持姿势
20秒

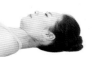

保持姿势
20秒

3 再次抬高双腿，让双腿与地面垂直，保持姿势20秒。然后双腿按60°、30°的角度逐步放下，以仰卧姿势放松休息。

2 手臂姿势不变，继续向上抬高双腿，使之与地面呈60°，保持姿势20秒。

小桥式

心经

● 收紧腰腹部肌肉，塑造平坦的小腹，优化身材曲线。
● 锻炼臀部、腿部肌肉，增强腿部力量，让臀部更紧实。

步骤

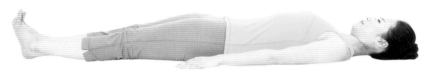

1 仰卧在地上，双腿并拢伸直，两手放在身体两侧，眼睛看向天花板，调整呼吸。

2 吸气，弯曲双膝，双脚分开约两个拳头的距离，双手握住两脚踝。

吸

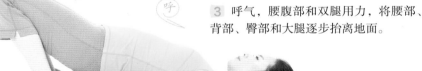

呼

3 呼气，腰腹部和双腿用力，将腰部、背部、臀部和大腿逐步抬离地面。

重复 5～6次

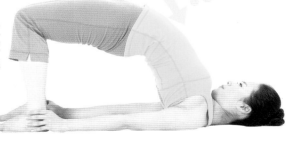

4 继续向上抬高臀部，直到大腿与小腿垂直，双手依然握住两脚后跟，整个身体呈拱桥状，保持姿势20秒。

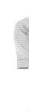

『伽』人有约

难易指数……★★★☆☆

练习小桥式时，要逐步将腰背部、臀部和大腿慢慢抬离地面，并收紧腹部和臀部肌肉。整个练习过程中，头部和肩部始终着地，用以支撑身体和保持平衡。

踩单车式

『伽』有约

在双腿前后蹬踩的运动过程中，上半身要始终保持贴地状态。每天坚持此式练习，会收到明显的瘦腿效果。

难易指数：★★★☆☆

心经

● 减少腿部多余脂肪，促进腿部血液循环，缓解腿部疼痛和酸胀感。
● 滋养按摩腹部，强化腹腔脏器功能，帮助排出体内堆积的毒素。

步骤

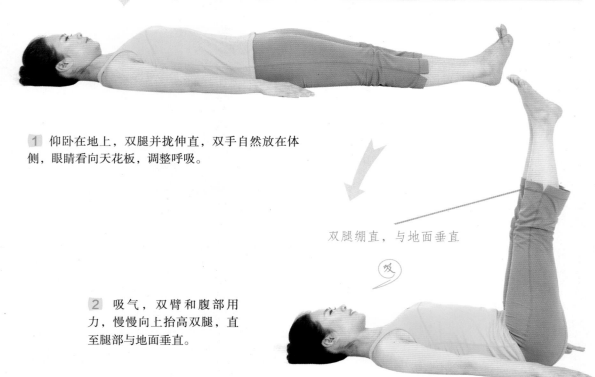

1 仰卧在地上，双腿并拢伸直，双手自然放在体侧，眼睛看向天花板，调整呼吸。

双腿绷直，与地面垂直

2 吸气，双臂和腹部用力，慢慢向上抬高双腿，直至腿部与地面垂直。

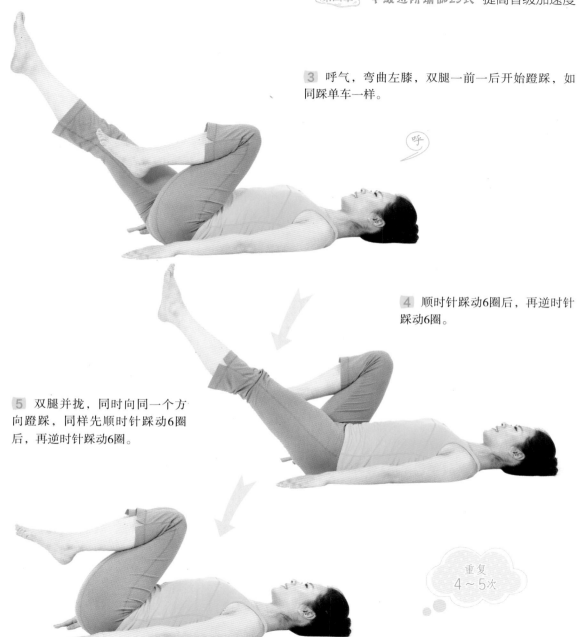

3 呼气，弯曲左膝，双腿一前一后开始蹬踩，如同踩单车一样。

呼

4 顺时针踩动6圈后，再逆时针踩动6圈。

5 双腿并拢，同时向同一个方向蹬踩，同样先顺时针踩动6圈后，再逆时针踩动6圈。

重复
4~5次

剪刀式

练习时上半身紧贴地面保持不动，双腿向上抬高后，分开的幅度要量力而行，初练者不宜分开过大，以自己感觉舒适为准，循序渐进地练习后再逐渐增大幅度。

难易指数：★★★★☆

心经

- 锻炼大腿内侧肌肉群，消除大腿堆积的赘肉。
- 增强腰腹部力量，收紧腹部，让小腹变平坦。

步骤

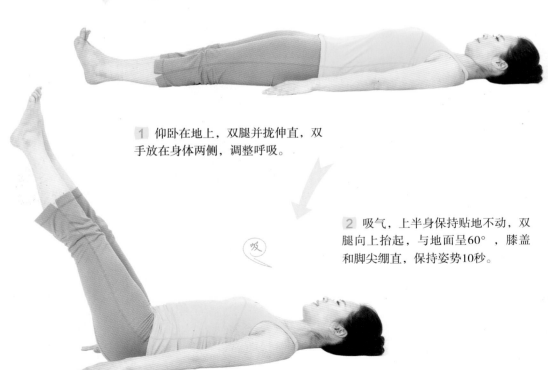

1 仰卧在地上，双腿并拢伸直，双手放在身体两侧，调整呼吸。

吸

2 吸气，上半身保持贴地不动，双腿向上抬起，与地面呈60°，膝盖和脚尖绷直，保持姿势10秒。

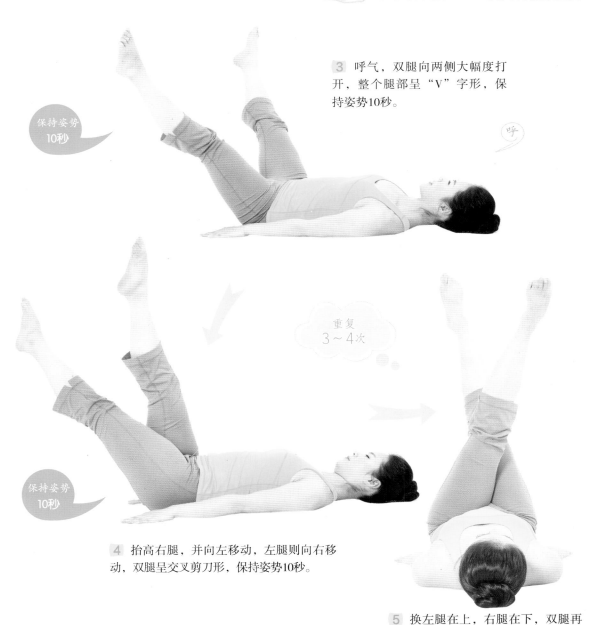

保持姿势
10秒

3 呼气，双腿向两侧大幅度打开，整个腿部呈"V"字形，保持姿势10秒。

呼

重复
3~4次

保持姿势
10秒

4 抬高右腿，并向左移动，左腿则向右移动，双腿呈交叉剪刀形，保持姿势10秒。

5 换左腿在上，右腿在下，双腿再次呈交叉剪刀形，保持姿势10秒。

半蝗虫式

『伽人有约』

向上抬腿时，膝盖和脚尖要绷直，并抬到自己的最适高度。但要注意用力不要过猛，以免出现腿抽筋。

难易指数：★★★☆☆

心经

● 收缩腹肌，锻炼腿部肌肉，使臀部更紧翘，还能增强下肢力量。
● 增强卵巢功能，改善体内消化环境，有效消除便秘、食欲不振等症状。

步骤

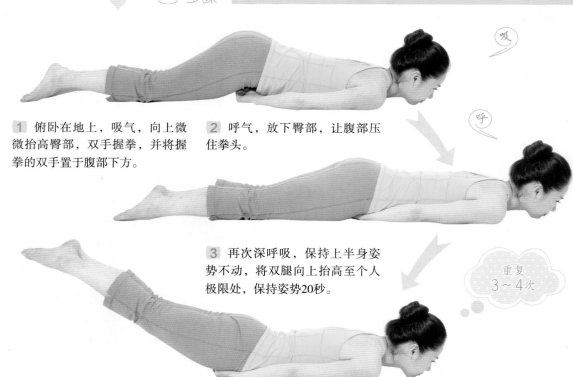

1 俯卧在地上，吸气，向上微微抬高臀部，双手握拳，并将握拳的双手置于腹部下方。

2 呼气，放下臀部，让腹部压住拳头。

3 再次深呼吸，保持上半身姿势不动，将双腿向上抬高至个人极限处，保持姿势20秒。

吸

呼

重复 3～4次

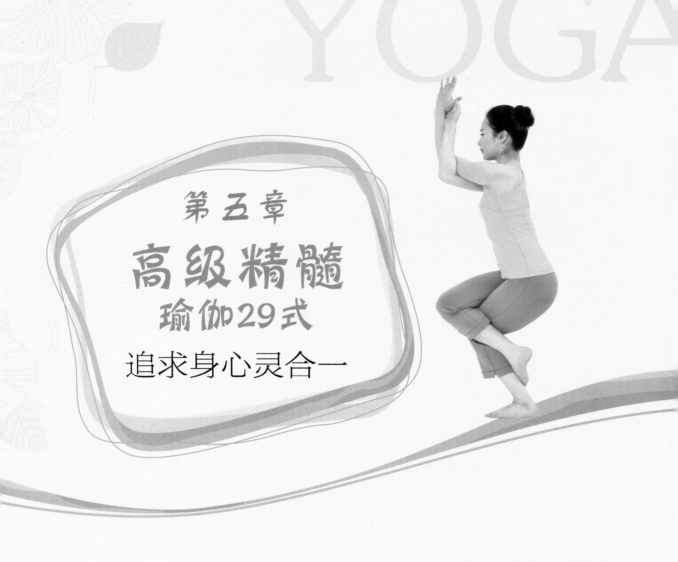

第五章

高级精髓
瑜伽29式

追求身心灵合一

瑜伽启示：好习惯收获健康与美丽

　　练习瑜伽到一定境界的人，身心灵都高度和谐，意志坚定、心胸豁达、独立勇敢，并且能随时专心地投入瑜伽修炼，视瑜伽如空气般珍贵，每日必练，缺一不可。

精髓站姿

对瑜伽高手来说，高级站姿不仅要提升肢体的柔韧性，增强身体的平衡力，还要锻炼肢体力量。高级站姿的动作主要以半倒立或支撑为主，在练习高级站姿时，可全程配合瑜伽独有的腹式呼吸法，以促进身心灵的能量平衡。

鹰式

心经

● 拉伸手臂肌肉，加强手臂和肩关节的协调性，消除上臂堆积的赘肉。
● 增强腿部力量，扩展胸部，伸展背部，舒缓紧张的情绪。

步骤

体的平衡，不能左右晃动，并尽力将上半身舒展开。

练习时，小腹要收紧，站立的那条腿要保持好身

『伽人有约』

难易指数……★★★★☆

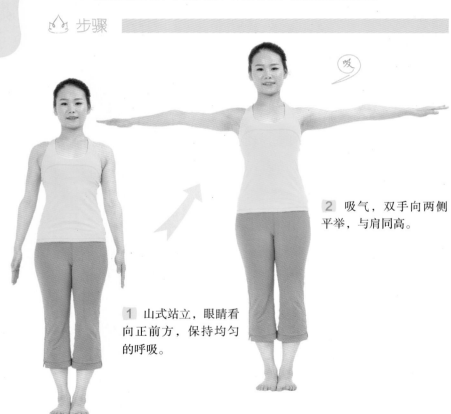

吸

2 吸气，双手向两侧平举，与肩同高。

1 山式站立，眼睛看向正前方，保持均匀的呼吸。

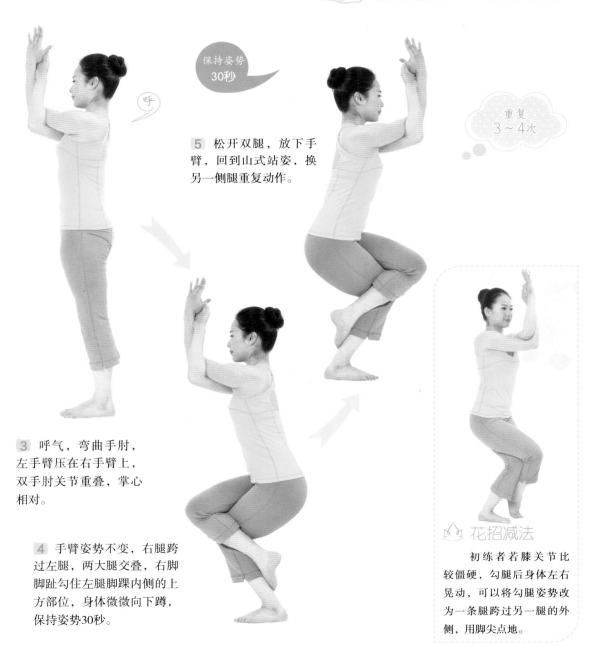

呼

保持姿势
30秒

5 松开双腿，放下手臂，回到山式站姿，换另一侧腿重复动作。

重复
3~4次

3 呼气，弯曲手肘，左手臂压在右手臂上，双手肘关节重叠，掌心相对。

4 手臂姿势不变，右腿跨过左腿，两大腿交叠，右脚脚趾勾住左腿脚踝内侧的上方部位，身体微微向下蹲，保持姿势30秒。

花招减法

初练者若膝关节比较僵硬，勾腿后身体左右晃动，可以将勾腿姿势改为一条腿跨过另一腿的外侧，用脚尖点地。

加强 侧伸展式

『伽』有约

上半身向下俯身时双腿要始终伸直，俯身程度依自己身体的承受力而定，切勿猛烈牵拉造成运动伤害。

难易指数：★★★★★

心经

● 拉伸侧腰和背部肌肉，消除腰部和背部堆积的赘肉。
● 锻炼腿部肌肉群，消除腿部水肿，美化腿部线条。

步骤

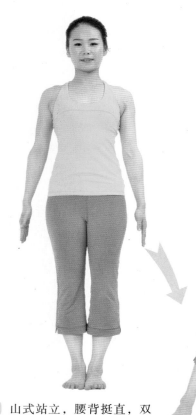

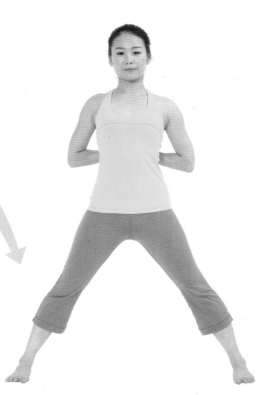

1 山式站立，腰背挺直，双腿并拢伸直，双手自然垂放在身体两侧，均匀呼吸。

2 双脚慢慢向两侧移动，分开约两肩宽。双手在背后合十，指尖指向天空。

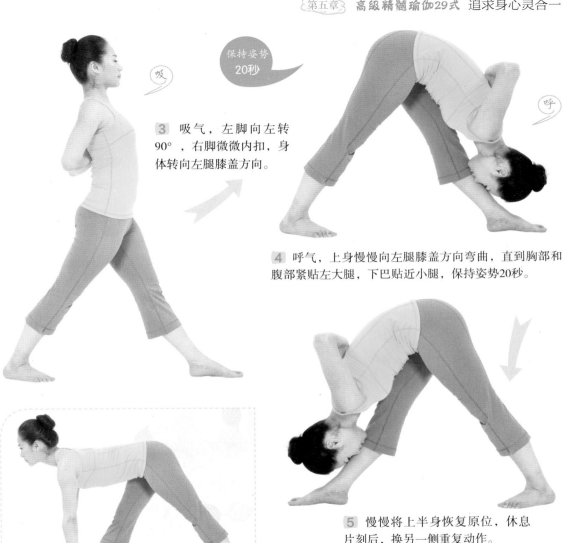

吸

保持姿势
20秒

呼

3 吸气，左脚向左转90°，右脚微微内扣，身体转向左腿膝盖方向。

4 呼气，上身慢慢向左腿膝盖方向弯曲，直到胸部和腹部紧贴左大腿，下巴贴近小腿，保持姿势20秒。

5 慢慢将上半身恢复原位，休息片刻后，换另一侧重复动作。

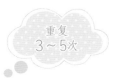

重复
3~5次

花招减法

如果不能将身体弯曲到贴紧大腿，弯曲到自己的极限位置即可，用双手撑住腿部前方的地面。

侧三角扭转式

『伽人有约』 练习时脊背要挺直，保持成型动作时，合十的手掌要用力，尽量感觉到胸部肌肉的紧绷感，并保持好身体平衡，不要晃动。

难易指数：★★★☆☆

心经

● 有效缓解因久坐或不良姿势引起的含胸驼背现象，并紧实臀部肌肉。
● 燃烧大腿内外侧多余脂肪，让大腿和小腿肌肉更匀称。

步骤

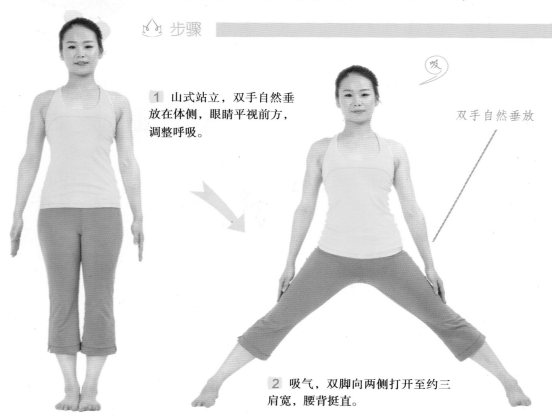

1 山式站立，双手自然垂放在体侧，眼睛平视前方，调整呼吸。

吸

双手自然垂放

2 吸气，双脚向两侧打开至约三肩宽，腰背挺直。

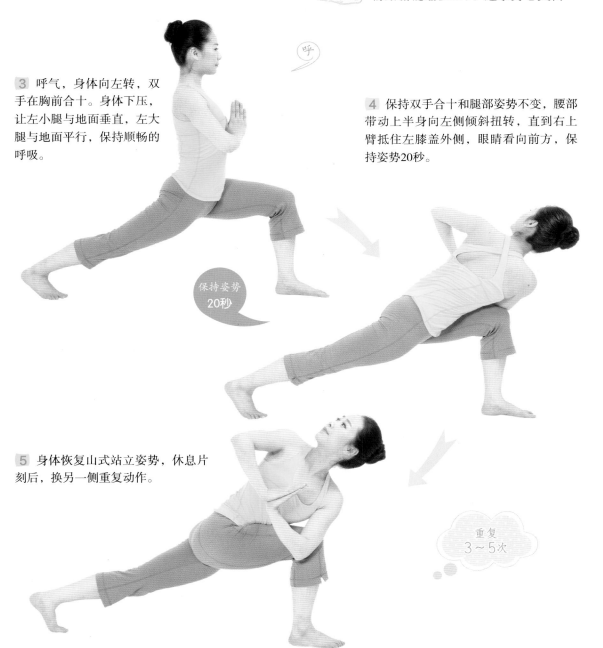

3 呼气，身体向左转，双手在胸前合十。身体下压，让左小腿与地面垂直，左大腿与地面平行，保持顺畅的呼吸。

呼

4 保持双手合十和腿部姿势不变，腰部带动上半身向左侧倾斜扭转，直到右上臂抵住左膝盖外侧，眼睛看向前方，保持姿势20秒。

保持姿势20秒

5 身体恢复山式站立姿势，休息片刻后，换另一侧重复动作。

重复3～5次

单腿天鹅平衡式

- 增强腿部肌肉力量，拉伸大腿和小腿，让双腿变得更加笔直纤细。
- 滋养背部神经和面部，振奋精神，灵活腰身，提高身体平衡感。

步骤

『伽』有约

难易指数：★★★★★

练习时，腰背要始终保持直立状态，双腿伸直，上半身向下弯曲和后抬腿同时进行时，要保持好身体平衡。

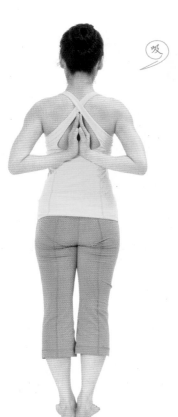

2 吸气，弯曲手肘，双手在背后合十，指尖朝上，腰背挺直。

吸

1 山式站立，双腿并拢伸直，双手自然放在身体两侧，眼睛平视前方，均匀呼吸。

背部挺直并与地面平行

保持姿势
15秒

呼

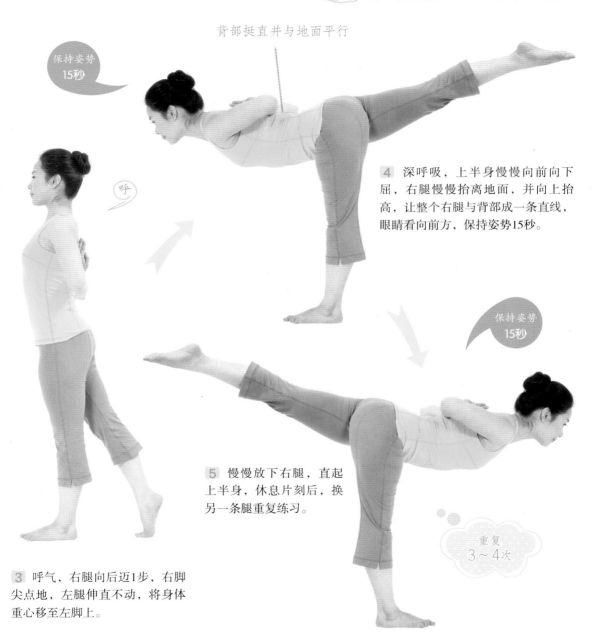

4 深呼吸，上半身慢慢向前向下屈，右腿慢慢抬离地面，并向上抬高，让整个右腿与背部成一条直线，眼睛看向前方，保持姿势15秒。

保持姿势
15秒

5 慢慢放下右腿，直起上半身，休息片刻后，换另一条腿重复练习。

重复
3~4次

3 呼气，右腿向后迈1步，右脚尖点地，左腿伸直不动，将身体重心移至左脚上。

舞王式

『伽人有约』

此动作对人体的平衡性要求很高，在练习过程中应将双腿与身体保持在同一个平面上，不要向外摆出，身体不要左右晃动。

难易指数：★★★★☆

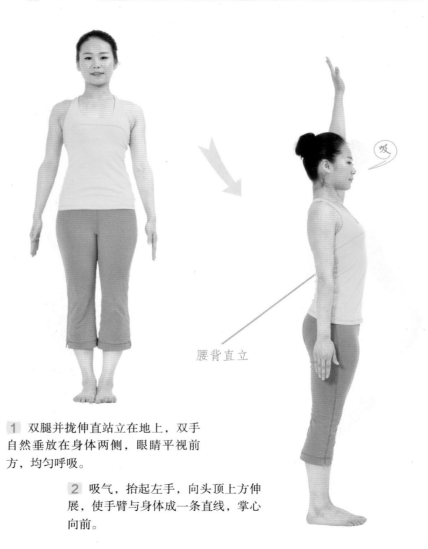

心经

● 锻炼腿部、臀部、手臂等多处肌肉，消除全身多余脂肪。
● 充分拉伸和扩展胸部，让胸部变得丰盈饱满有弹性。

步骤

腰背直立

1 双腿并拢伸直站立在地上，双手自然垂放在身体两侧，眼睛平视前方，均匀呼吸。

2 吸气，抬起左手，向头顶上方伸展，使手臂与身体成一条直线，掌心向前。

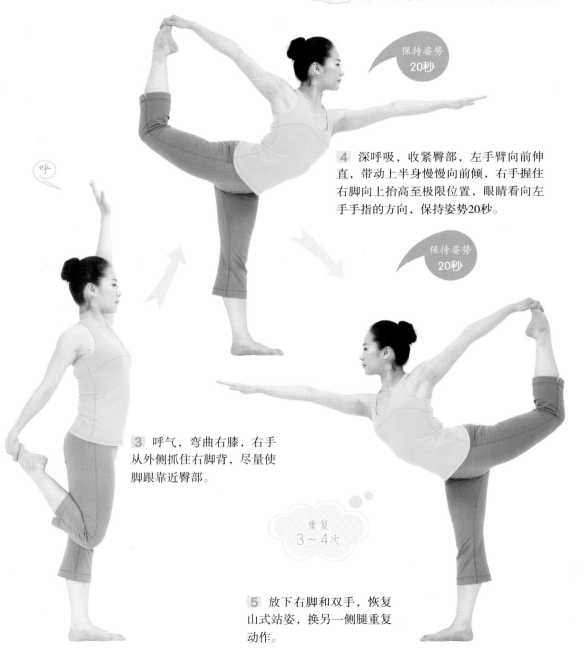

保持姿势
20秒

呼

4 深呼吸，收紧臀部，左手臂向前伸直，带动上半身慢慢向前倾，右手握住右脚向上抬高至极限位置，眼睛看向左手手指的方向，保持姿势20秒。

保持姿势
20秒

3 呼气，弯曲右膝，右手从外侧抓住右脚背，尽量使脚跟靠近臀部。

重复
3～4次

5 放下右脚和双手，恢复山式站姿，换另一侧腿重复动作。

战士三式

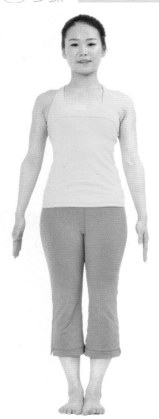

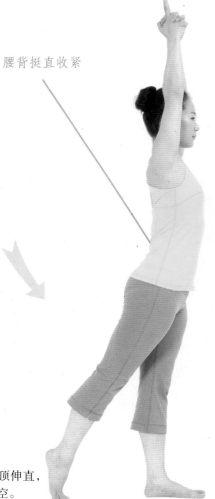

心经

● 伸展手臂和背部，拉伸腿部，使整个身姿更纤长、曲线更优美。
● 收紧腹部肌肉，预防腹部肌肉松弛下垂，打造平坦的小腹。

步骤

腰背挺直收紧

『伽』有约

难易指数：★★★★★

练习时，手臂要始终保持伸直状态，尽量让手臂、背部和抬起的腿在一条直线上。若平衡性不够好，身体有晃动的趋势时应赶紧停止，以免造成运动伤害。

1 山式站立，双腿并拢伸直，双手自然放在身体两侧，眼睛平视前方，均匀呼吸。

2 腰背挺直，双臂举过头顶伸直，双手交叉相握，食指指向天空。

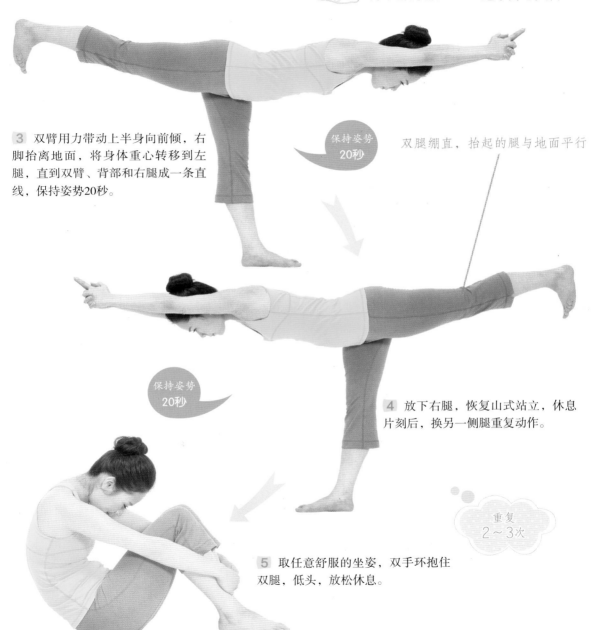

3 双臂用力带动上半身向前倾，右脚抬离地面，将身体重心转移到左腿，直到双臂、背部和右腿成一条直线，保持姿势20秒。

保持姿势 20秒

双腿绷直，抬起的腿与地面平行

保持姿势 20秒

4 放下右腿，恢复山式站立，休息片刻后，换另一侧腿重复动作。

重复 2~3次

5 取任意舒服的坐姿，双手环抱住双腿，低头，放松休息。

半月式变式

保持成型动作时，站立的那条腿膝盖要绷直，尽力保持好身体平衡。如果柔韧度不够好，用手勾脚的动作可以不着急练习。

难易指数：★★★★★

心经

● 加强腿部力量，消除大腿外侧及臀部的多余脂肪。
● 滋养脊柱，增强身体柔韧性，提高身体平衡性。

步骤

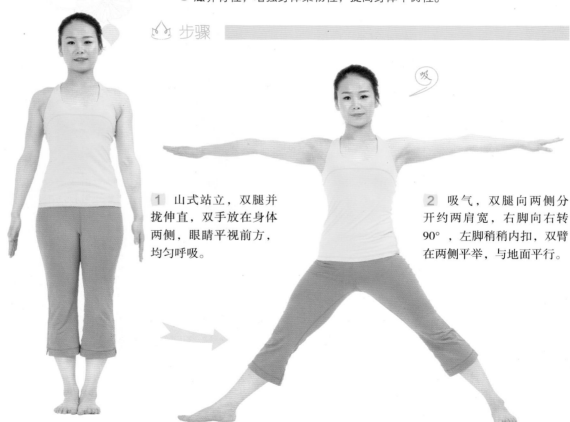

吸

1 山式站立，双腿并拢伸直，双手放在身体两侧，眼睛平视前方，均匀呼吸。

2 吸气，双腿向两侧分开约两肩宽，右脚向右转90°，左脚稍稍内扣，双臂在两侧平举，与地面平行。

3 呼气，弯曲右膝，身体向右侧下倾，直到右手掌贴放在右腿前方的地面上，左腿抬离地面，再伸直右腿，左手搭放在左侧腰上。

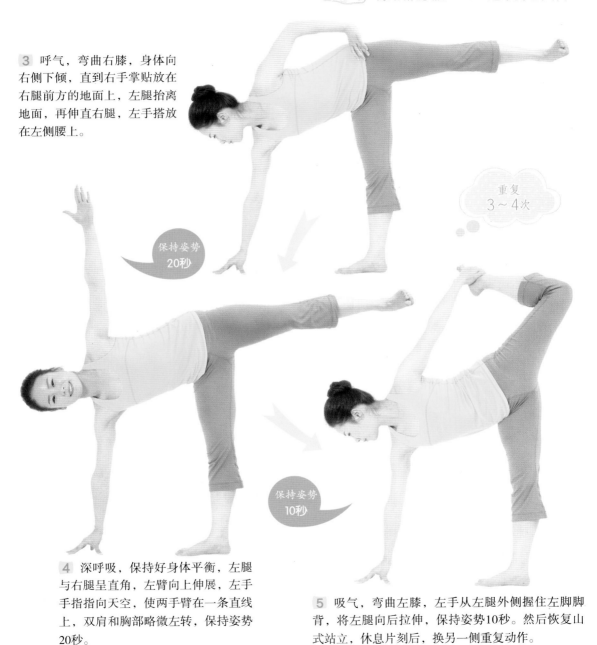

保持姿势
20秒

重复
3～4次

保持姿势
10秒

4 深呼吸，保持好身体平衡，左腿与右腿呈直角，左臂向上伸展，左手手指指向天空，使两手臂在一条直线上，双肩和胸部略微左转，保持姿势20秒。

5 吸气，弯曲左膝，左手从左腿外侧握住左脚脚背，将左腿向后拉伸，保持姿势10秒。然后恢复山式站立，休息片刻后，换另一侧重复动作。

拜日式

难易指数：★★★☆

『伽人』有约

拜日式是由12个常见的瑜伽体式组合而成的，练习每一步动作都要尽量将身体完全伸展开，有些体式若不能达到标准要求，做到自己的极限即可。

👑 心经

● 有效舒展全身关节和肌肉，增强身体柔韧性，全方位滋养身体各脏器，畅通经络。

● 调节自主神经，预防神经系统、内分泌系统疾病。

👑 步骤

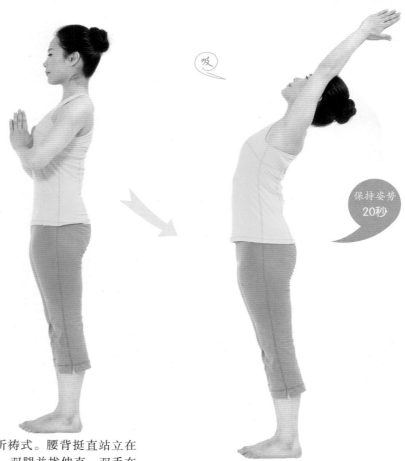

吸

保持姿势
20秒

1 祈祷式。腰背挺直站立在地上，双腿并拢伸直，双手在胸前合十，眼睛平视前方，均匀呼吸。

2 展臂式。吸气，双臂向头顶上方伸展，手臂带动上半身和腰部慢慢向后仰，直到上半身弯曲到身体极限处，保持姿势20秒。

3 前屈式。双臂带动身体向前屈，直到胸部、腹部紧贴大腿，双手贴地，保持姿势10秒。

保持姿势
10秒

4 骑马式。弯曲双膝，左腿向前跨一步，左小腿与地面垂直，右腿尽量向后伸展，双手指尖点地，保持姿势10秒。

保持姿势
10秒

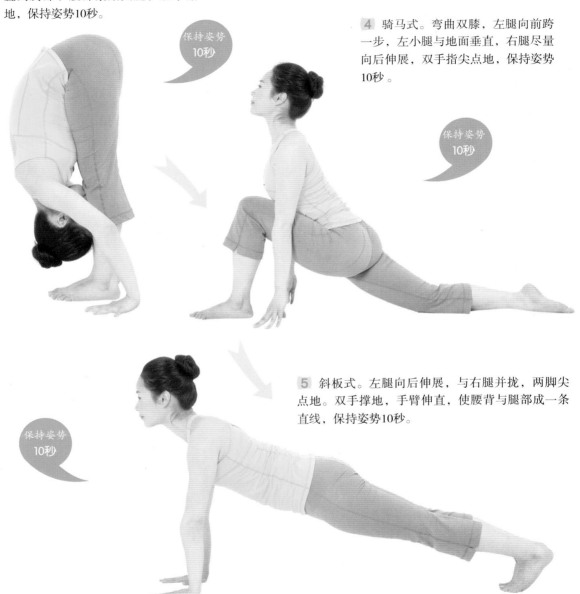

5 斜板式。左腿向后伸展，与右腿并拢，两脚尖点地。双手撑地，手臂伸直，使腰背与腿部成一条直线，保持姿势10秒。

保持姿势
10秒

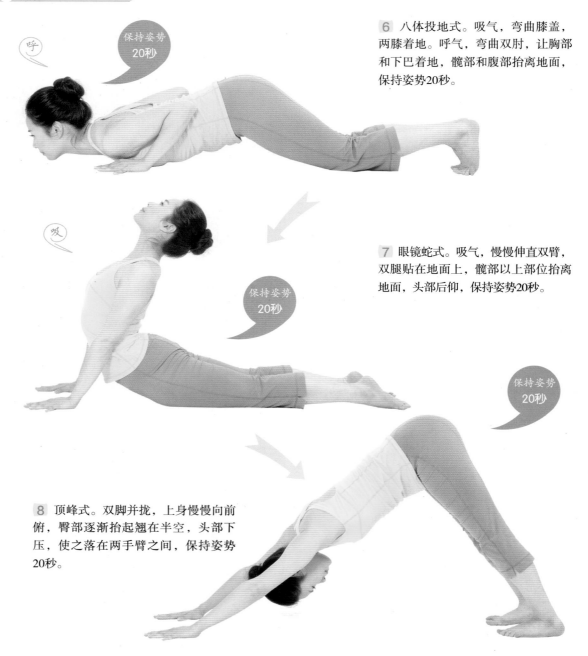

呼

保持姿势
20秒

6 八体投地式。吸气，弯曲膝盖，两膝着地。呼气，弯曲双肘，让胸部和下巴着地，髋部和腹部抬离地面，保持姿势20秒。

吸

保持姿势
20秒

7 眼镜蛇式。吸气，慢慢伸直双臂，双腿贴在地面上，髋部以上部位抬离地面，头部后仰，保持姿势20秒。

保持姿势
20秒

8 顶峰式。双脚并拢，上身慢慢向前俯，臀部逐渐抬起翘在半空，头部下压，使之落在两手臂之间，保持姿势20秒。

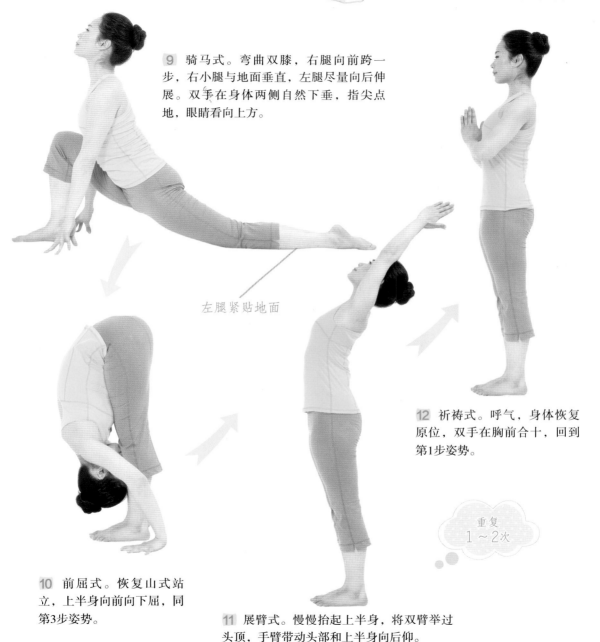

9 骑马式。弯曲双膝，右腿向前跨一步，右小腿与地面垂直，左腿尽量向后伸展。双手在身体两侧自然下垂，指尖点地，眼睛看向上方。

左腿紧贴地面

10 前屈式。恢复山式站立，上半身向前向下屈，同第3步姿势。

11 展臂式。慢慢抬起上半身，将双臂举过头顶，手臂带动头部和上半身向后仰。

12 祈祷式。呼气，身体恢复原位，双手在胸前合十，回到第1步姿势。

重复
1～2次

精髓坐姿

相比中级坐姿，高级坐姿的强度要大多了，在全方位伸展和折叠身体的基础上，还充分锻炼四肢与腰部的肌肉群，加速这些部位的血液循环，并让肌肉变得更加紧实，同时还令身体的柔韧性大大提升。在练习高级坐姿时，要学会顾及身体的舒适度，不要过分要求自己。

鸽子式

『伽人有约』

练习时要将腰背挺直，让肩部和背部都感受到拉伸感，这样才能纠正肩背部因肌肉僵硬而引起的疲劳感。

难易指数：★★★★★

心经

● 纠正弯腰驼背等不良体态，修饰双腿和双臂的线条，让整个姿态更优美。
● 拉伸背部和肩部，消除背部多余脂肪，缓解因长时间压迫造成的肩颈不适。

步骤

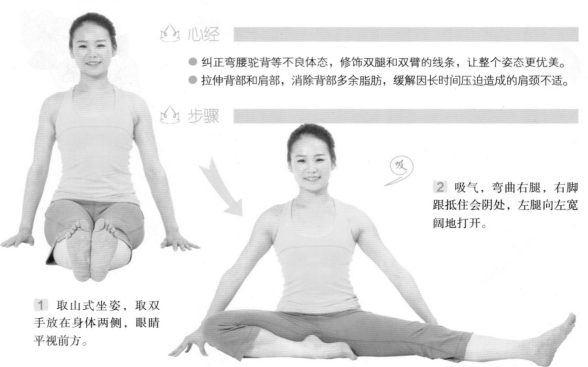

吸

2 吸气，弯曲右腿，右脚跟抵住会阴处，左腿向左宽阔地打开。

1 取山式坐姿，取双手放在身体两侧，眼睛平视前方。

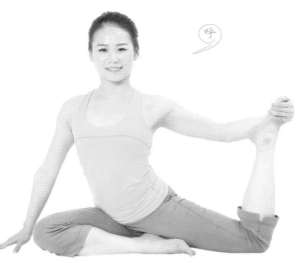

呼

4 用左手肘关节内侧扣住左脚背，抬起右臂，双手轻扣。

3 呼气，弯曲左腿，左手握住左脚尖。

保持姿势
20秒

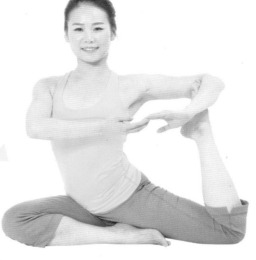

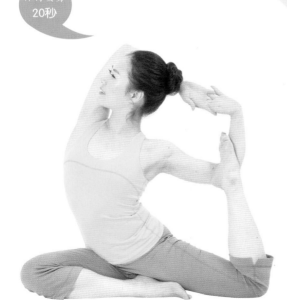

重复
3~5次

5 双腿和左手肘姿势不变，双手交叉相握，右臂绕过头部来到脑后，胸部向前推出，眼睛看向右上方，保持姿势20秒。然后松开双手，恢复初始姿势，换另一侧重复动作。

斜板式

此体式主要借助双臂的力量将全身撑起，在每次练习前，不妨先进行一些手臂热身练习。

难易指数：★★★★☆

心经

● 锻炼手臂和腿部肌肉，消除手臂和大腿后侧多余脂肪。
● 增强腹肌力量，让小腹变平坦，同时提高身体平衡感。

步骤

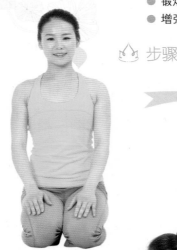

1 取雷电坐姿，双手放在两大腿上，脊背挺直，调整呼吸。

吸

2 吸气，上半身向前倾，双手撑住膝盖前方的地面，双臂伸直，大腿与小腿垂直，背部与地面平行，整个身体呈四角状。

3 双臂用力支撑全身，双腿向后伸直，两脚尖蹬地，头部、背部和腿部成一条直线，整个身体呈斜板状，保持姿势20秒。

重复
5～6次

保持姿势
20秒

坐姿平衡伸展式

心经

- 伸展全身各处肌肉，纠正脊柱不良形态，消除身体疲劳感。
- 有效按摩腹部，帮助肠胃正常运行，缓解消化不良、便秘等症。

步骤

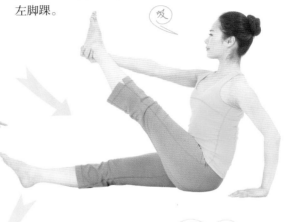

1 双腿并拢伸直坐在地上，上半身挺直，双手自然垂于体侧，调整呼吸。

2 吸气，右腿保持伸直不变，向上抬高左腿，右手握住左脚踝。

3 呼气，左臂向身体左后侧平举，使两手臂在一条直线上，目视左手指尖的方向，保持20秒。恢复初始姿势，换边重复练习。

保持姿势 20秒

重复 3～4次

难易指数：★★★★☆

「伽」「人」有约

此动作重点在于刺激腰背部肌肉，帮助脊柱放松。如果脊柱柔韧性不够好，初练习时双腿不一定要求绷直，待熟练后再完成标准动作。

虎 式

心经

● 滋养脊柱，促进下半身血液循环，消除因久坐引起的腿部浮肿。

● 有效锻炼腰腹部及臀部，帮助滋养体内器官，纠正不良体态。

步骤

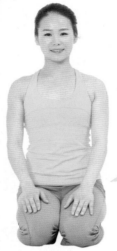

伸腿时放松臀部，收腿时收紧臀部。

练习向上伸腿时，尽量抬高到自己的极限位置；向前收腿时，脚尖要保持离地状态，并低头含胸。在整个练习过程中，

『伽人』有约

难易指数……★★★☆☆

1 取雷电坐姿，臀部落在脚后跟，双手放在两大腿上，目视前方，均匀呼吸。

2 身体向前弯曲俯身，两手撑地，背部与地面平行，身体呈四角形。

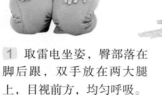

保持姿势
20秒

吸

3 吸气，腰部下沉，抬头挺胸，眼睛望向前上方，右腿尽量向后上方抬起伸直，保持姿势20秒。

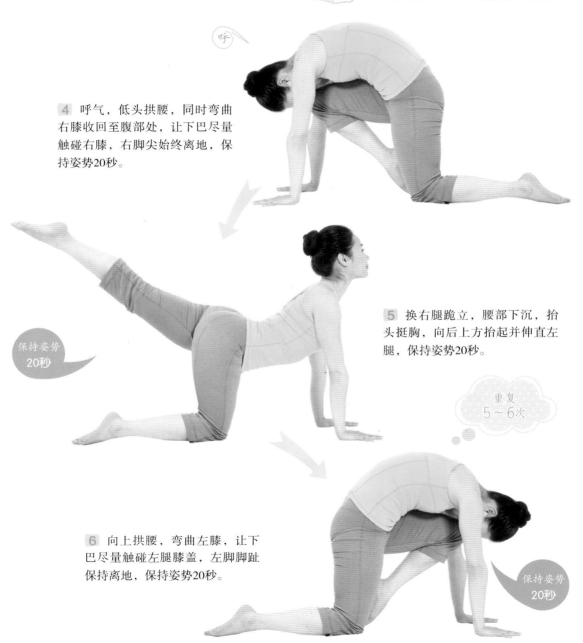

呼

4 呼气，低头拱腰，同时弯曲右膝收回至腹部处，让下巴尽量触碰右膝，右脚尖始终离地，保持姿势20秒。

保持姿势 20秒

5 换右腿跪立，腰部下沉，抬头挺胸，向后上方抬起并伸直左腿，保持姿势20秒。

重复 5~6次

6 向上拱腰，弯曲左膝，让下巴尽量触碰左腿膝盖，左脚脚趾保持离地，保持姿势20秒。

保持姿势 20秒

门闩式

『伽人』有约

跪立时，上半身要和双腿在同一个平面内，身体不要前倾，也不要后仰，收紧小腹和臀部；身体向两侧弯曲时，要保持好身体平衡。

难易指数：★★★★☆

心经

● 纠正弯腰驼背等不良姿势，让身姿变得更挺拔。
● 调节自主神经系统，能让人心情愉悦、思维活跃。

步骤

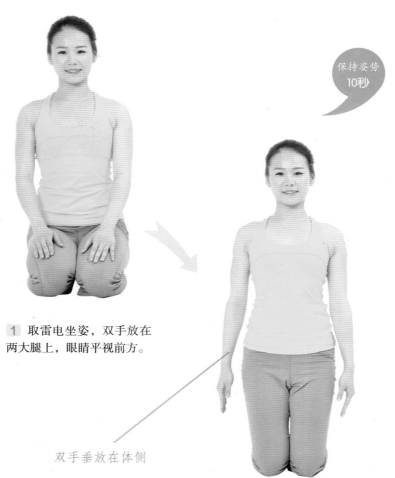

保持姿势10秒

1 取雷电坐姿，双手放在两大腿上，眼睛平视前方。

双手垂放在体侧

2 直立起上半身，让大腿与小腿垂直，双手自然垂放在体侧，调整呼吸，保持姿势10秒。

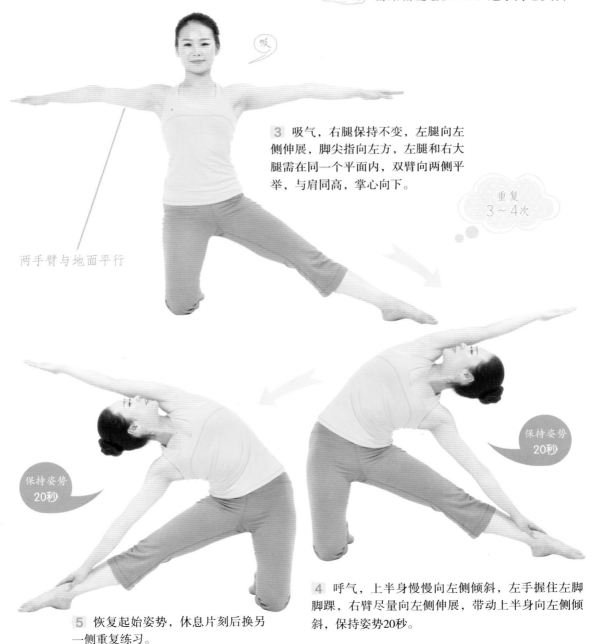

吸

3 吸气，右腿保持不变，左腿向左侧伸展，脚尖指向左方，左腿和右大腿需在同一个平面内，双臂向两侧平举，与肩同高，掌心向下。

重复
3～4次

两手臂与地面平行

保持姿势
20秒

保持姿势
20秒

5 恢复起始姿势，休息片刻后换另一侧重复练习。

4 呼气，上半身慢慢向左侧倾斜，左手握住左脚脚踝，右臂尽量向左侧伸展，带动上半身向左侧倾斜，保持姿势20秒。

圣哲玛里琪一式

『伽』人有约

练习时，紧贴地面的那条腿要始终保持伸直的状态。上半身向下俯身折叠时，若不能将胸部和腹部贴近大腿，弯曲到自己的极限位置即可。

难易指数：★★★★★

心经

● 全面拉伸肩膀、手臂、背部和腿部，有助于消除这些部位的多余脂肪。
● 增强腰部和腹部柔韧性，按摩腹腔内各器官，加快血液循环，帮助身体排出毒素。

步骤

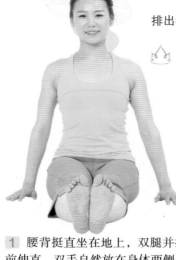

1 腰背挺直坐在地上，双腿并拢向前伸直，双手自然放在身体两侧，调整呼吸。

重复
2～3次

吸

2 吸气，弯曲左膝，左手臂自左膝内侧向背后伸展环绕，右手臂也向后伸展，两手手指相扣。

3 呼气，上半身慢慢向前弯曲，依次让胸部和腹部向右大腿靠拢，直至额头贴在右小腿上，保持姿势15秒。

呼

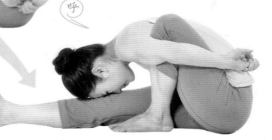

体侧屈变体

心经

● 舒缓肩颈部压力，有利于集中精神、缓解焦虑，让人内心平和。

● 充分拉伸腰部，减少腰部赘肉，对腰部线条起到很好的修饰作用。

步骤

1 挺直腰背坐在地上，双腿向前并拢伸直，双手放在身体两侧，眼睛看向正前方，均匀呼吸。

吸

2 吸气，弯曲左膝，将左脚跟尽量拉近会阴部，右腿向身体右侧展开，右手握住左小腿，左手臂向上伸展。

保持姿势 20秒

3 呼气，身体向右侧弯曲，直到右肩膀触碰到右大腿内侧，左手抓住右脚脚心，保持姿势20秒。

呼

重复 2～3次

『伽人有约』

练习时若不能做到标准成型动作，那就不要勉强自己，让身体弯曲到能承受的最大限度即可，以免拉伤肌肉。

难易指数：★★★★★

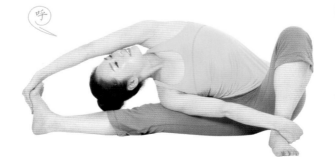

转躯触趾式

练习时，臀部和腿部要始终贴地，膝盖不要弯曲。随着动作的熟练，可以试着让双腿分得越来越开，但也不要过于勉强用力。扭动身躯时动作要缓慢，以免拉伤腰腹。

难易指数：★★★★★

心经

● 拉伸脊柱周围的肌肉群和腿部，活化颈椎，提高身体柔韧度。
● 有效减少腰腹部赘肉，按摩和挤压腹腔内器官，促进消化功能。

步骤

1 腰背挺直坐在地上，双腿向前并拢伸直，双手放在身体两侧，眼睛平视前方，均匀呼吸。

吸

2 吸气，双腿向身体两侧大幅度打开，两脚尖绷着。

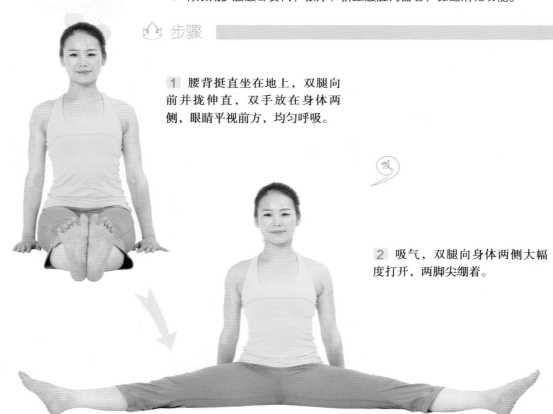

呼

3 呼气，双臂向两侧平举，与肩同高。

左手掌贴放在右脚背上

4 再次吸气，上半身向右侧扭转，左手掌贴放在右脚背上，右臂向后伸直，眼睛看向右手指尖的方向。

保持姿势
20秒

5 呼气，弯曲右手肘，右手绕过背部放在左侧腰部上，保持姿势20秒。

重复
2～3次

半莲花单腿背部伸展式

心经

- 促进腰腹部血液循环，强化内脏功能，促进新陈代谢。
- 伸展背部，锻炼腹部和腿部，消除全身多余脂肪。

步骤

『伽』有约

练习时如果胸部和腹部无法完全贴紧腿部，俯身弯曲到自己的极限即可，千万不要勉强，以免造成运动损伤。

难易指数：★★★★★

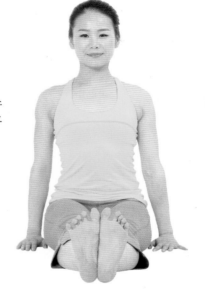

1 挺直腰背坐在地上，双腿并拢伸直，双手放在体侧，眼睛平视前方。

2 左腿姿势不变，弯曲右腿，将右脚脚背放在左大腿根部，脚心尽量靠近腹部。

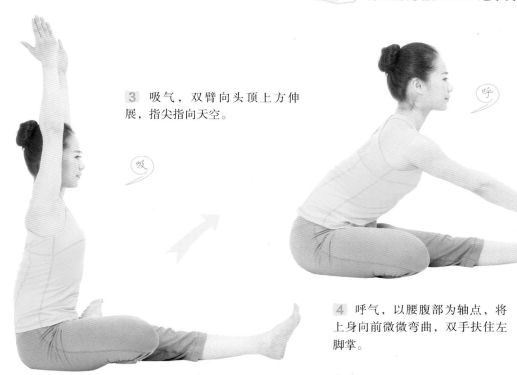

3 吸气，双臂向头顶上方伸展，指尖指向天空。

吸

呼

4 呼气，以腰腹部为轴点，将上身向前微微弯曲，双手扶住左脚掌。

保持姿势
20秒

重复
3～4次

5 深呼吸，上身继续俯身向下，直到额头、胸部和腹部完全贴合左腿，双手扶住左脚心，保持姿势20秒。

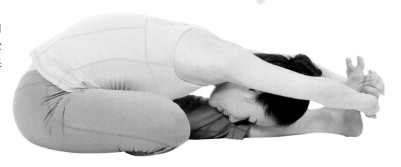

交叉平衡二式

『伽』有约

交叉平衡二式是交叉平衡一式的加强版，练习时可以循序渐进，先拉伸至自己舒适的位置，然后逐渐加大拉伸幅度。

难易指数：★★★★☆

⚜ 心经

● 促进全身气血循环，矫正含胸驼背等不良姿势。
● 锻炼双手和双脚的协调能力，有效美化身形。

⚜ 步骤

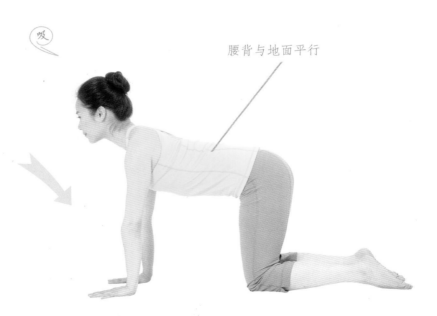

吸

腰背与地面平行

1 取雷电坐姿，双手放在两大腿上，眼睛平视前方，调整呼吸。

2 吸气，上半身俯身向前，双手撑地，手臂伸直，让整个身体呈四角状。

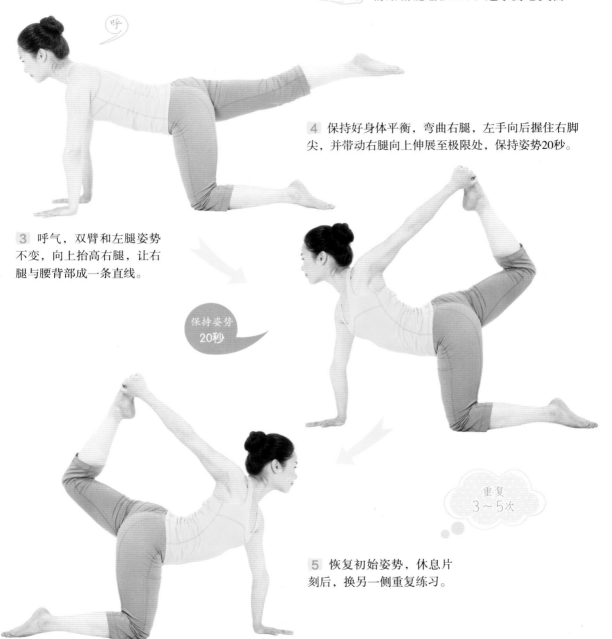

呼

3 呼气，双臂和左腿姿势不变，向上抬高右腿，让右腿与腰背部成一条直线。

4 保持好身体平衡，弯曲右腿，左手向后握住右脚尖，并带动右腿向上伸展至极限处，保持姿势20秒。

保持姿势
20秒

重复
3～5次

5 恢复初始姿势，休息片刻后，换另一侧重复练习。

V字式

心经

- 拉伸腿部肌肉，使大腿修长、小腿纤细，美化腿部线条。
- 强健腹部肌肉，消除腹部多余脂肪，预防腹腔内脏器下垂。

步骤

『伽人有约』

刚开始练习时，向上伸展的双腿可能会弯曲，多练习几次就会有所进步。整个练习过程都要保持好身体平衡。

难易指数：★★★★★

1 挺直腰背坐在地上，双腿向前并拢伸直，双手放在身体两侧，眼睛平视前方。

吸

2 吸气，弯曲双腿，尽量让膝盖向胸部靠拢，双手分别握住双脚脚趾。

呼

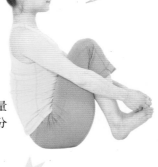

4 保持好身体平衡，将双腿向两侧宽阔地打开，挺直脊柱，感受脊柱和背部的拉伸感，保持姿势20秒。

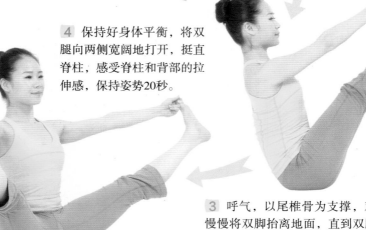

3 呼气，以尾椎骨为支撑，双手用力慢慢将双脚抬离地面，直到双腿伸直，眼睛看向脚尖处，保持姿势10秒。

束角式

心经

● 锻炼腿部肌肉，促进腿部血液循环，改善腿部酸胀和疲劳感。
● 按摩腺体和卵巢，舒缓神经，拉伸脊柱，有效调节内分泌。

步骤

1 取山式坐姿，将双脚拉向会阴处，双脚脚心相对，双手交叉握住两脚背。

2 两手肘抵住两膝盖窝内侧，然后将上半身慢慢向前倾。

3 上半身继续前倾，直到腹部贴近双脚，额头尽量贴近地面，保持姿势20秒。

难易指数：★★★★★

『伽』人有约

练习时，尽量将两脚跟拉近至会阴处。上半身向前屈时，膝盖要始终贴地，同时保持肩部放松。

重复
3～4次

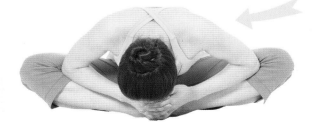

精髓躺姿

高级躺姿是在身体已经拥有一定程度的柔韧性的基础上，重点美化下半身曲线，对臀部和腿部等部位进行强度更大的锻炼，能消除这些部位的顽固脂肪，让身形更具魅力。作为一名从瑜伽新手成功晋级为高手的练习者来说，练习高级躺姿时也要把握好循序渐进的原则。

后抬腿式

『伽人有约』

练习过程中，头部和上半身要始终保持不动。向上伸腿时，要收紧臀部。一只脚抵住另一条腿的膝盖时，要保持身体平衡，不要左右晃动。

难易指数：★★★☆☆

 心经

● 收紧臀部肌肉，消除臀部多余脂肪，塑造浑圆紧翘的臀形。
● 全面拉伸腿部线条，锻炼大腿后侧肌肉，使腿部更纤细。

步骤

1 俯卧在地上，双腿并拢伸直，双手放在身体两侧，掌心向上，下巴点地，保持均匀的呼吸。

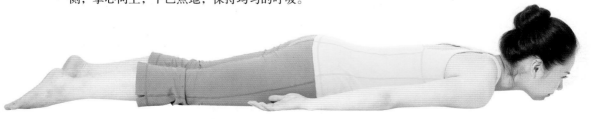

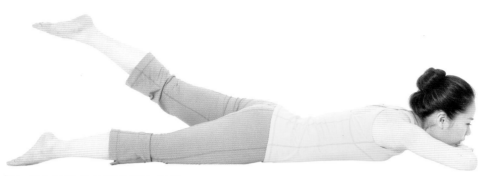

2　弯曲手肘将双臂移到头部下方，两小臂贴地，双手掌心向下交叠，将下巴枕在手背上，慢慢向上抬高左腿。

保持姿势30秒

3　弯曲右膝，将右脚脚掌抵在左腿膝盖处，保持姿势30秒。

4　放下双腿，并拢伸直，再向上抬高右腿，用左脚脚掌抵住右腿膝盖，保持姿势30秒。

重复4～5次

轮 式

向上抬起身体时，应将重心放在双臂上，借助双臂的力量将身体一步一步抬高。身体下落时，速度要缓慢，先让腰背部落下，再将臀部和腿部落下。

难易指数：★★★★★

心经

● 锻炼双腿和双臂力量，促进头部血液循环，让人神清气爽、思维敏捷。
● 锻炼颈部、背部肌肉，有助于纠正驼背，美化胸部和背部曲线。

步骤

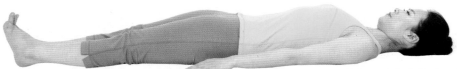

1 仰卧在地上，两腿并拢伸直，双臂自然放在身体两侧，掌心向下，眼睛看向天花板，均匀呼吸。

2 双腿微微分开，弯曲双膝，脚后跟向臀部靠拢。弯曲双手手肘，双臂翻转的同时将双手放在头部两侧，掌心贴地，指尖指向肩膀方向，手肘指向天空。

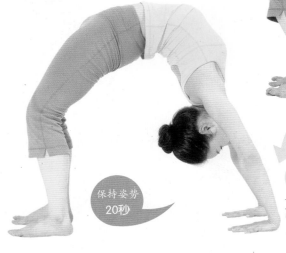

保持姿势20秒

3 深呼吸，双腿双臂同时用力，将臀部抬到最高处，头部离开地面，手臂伸直，头顶指向地面，保持姿势20秒。

重复2~3次

弓 式

心经

● 加强脊柱锻炼，增强脊柱柔韧性和灵活性，纠正不良体态，让整个身体更灵活。

● 增强消化系统功能，调节内分泌，有助于排出体内毒素，清除痘痘并滋养面部。

步骤

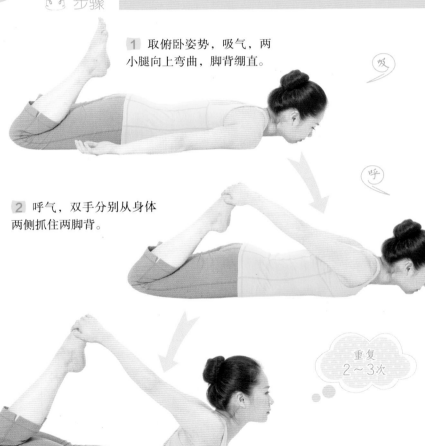

1 取俯卧姿势，吸气，两小腿向上弯曲，脚背绷直。

吸

2 呼气，双手分别从身体两侧抓住两脚背。

呼

重复 2~3次

3 深呼吸，双臂和双腿同时用力，将胸部和大腿抬离地面，头部尽量向上抬起，眼睛看向前方，保持姿势20秒。

难易指数：★★★★☆

『伽人』有约

保持成型动作时，应保持均匀的呼吸，千万不要屏息。

如果可以，尽量将双腿和上半身拉伸到自己的极限位置。

蛇变化式

伽人有约

练习这个动作要求腰背部有一定的力量，刚开始练习时，可以酌情减少保持姿势的时间，之后循序渐进地练习。

难易指数：★★★★☆

心经

● 锻炼腰腹部肌肉群，美化腰腹部和胸部线条。
● 刺激和按摩腹内脏器，加速体内废弃物代谢。

步骤

1 俯卧在地上，双腿并拢伸直，双臂自然放在身体两侧，调整呼吸。

2 双腿姿势不变，双臂向背部上方伸展，双手交叉握拳，感受胸部的扩展。

3 深呼吸，腰腹部及双臂用力，带动头颈部和胸部离开地面，双臂尽量向后伸展，保持姿势20秒。

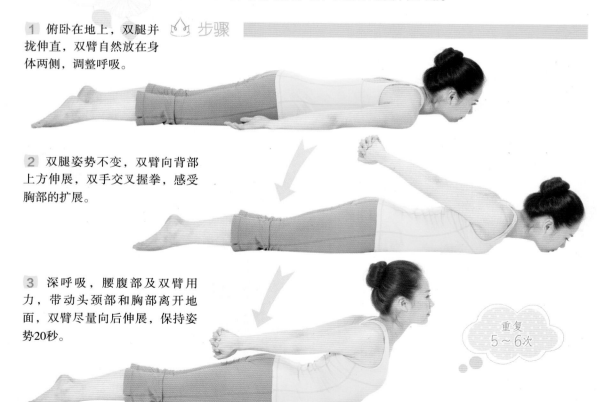

重复
5～6次

🧘 心经

● 锻炼大腿肌肉，消除腿部水肿和多余脂肪。
● 按摩和挤压腹腔内器官，促进消化系统功能。

🧘 步骤

蛙 式

『伽人有约』

练习过程中，背部要始终保持直立状态。双手向下按压小腿时，臀部要收紧。

难易指数：★★★★☆

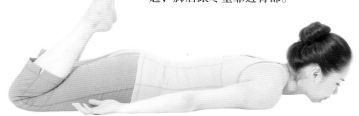

1 吸气，弯曲双膝，两小腿向上抬起，脚后跟尽量靠近臀部。

2 呼气，两小腿向臀部两侧打开，双手分别按住两脚尖，头部微微向上仰。

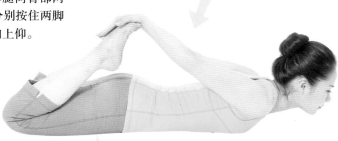

3 深呼吸，双臂用力，双手用力向下按压双脚，保持姿势20秒。

保持姿势
20秒

重复
4～5次

飞蝗虫式

『伽人有约』

练习时重点借助腰腹部力量，将头部、胸部、双臂和双腿同时抬起，注意收紧臀部肌肉。

难易指数：★★★★☆

心经

● 强健背部和腰部肌肉群，消除背部赘肉，有效缓解背部酸痛。
● 充分拉伸两臂和两腿肌肉，减少手臂和大腿处的多余脂肪。

步骤

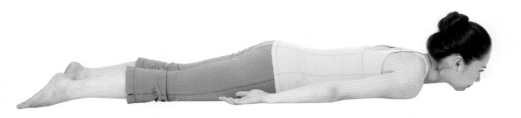

1 俯卧在地上，双腿并拢伸直，双手自然平放在身体两侧，掌心向上，下巴点地，收紧双腿和臀部肌肉。

2 运用腰腹力量同时将头部、胸部、双手和双脚向上提起，尽量抬高手臂和双腿，只留腹部着地，双臂和双腿都要伸直，保持姿势20秒。

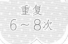

重复
6～8次

毗湿奴式

心经

● 收紧腰腹部肌肉，拉伸腿部线条，美化下半身曲线。
● 加速体内气血循环，拉伸韧带，让身体更加柔软。

步骤

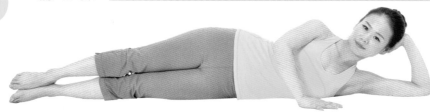

1 左侧卧，双腿伸直并拢，身体保持一条直线。弯曲左臂，上臂和肘部撑地，左手撑住头部，右手放在胸部前方的地面上。

吸

2 吸气，上半身姿势不变，弯曲右膝，右脚尖抵住左膝盖外侧的地面。

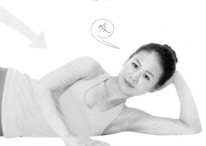

重复
4~5次

3 呼气，右手握住右脚尖，将右腿尽量伸直并靠近头部方向，保持姿势20秒。

呼

保持姿势
20秒

难易指数：★★★★★

「伽」人有约

向上抬高腿部时，应让腿部和身体始终保持在同一个平面内，不要前倾或者后仰，这样有助提高身体稳定性。

炮弹式

伽人有约

当腿部靠近腹部时，上背部要始终紧贴地面，这样能有效挤压到腹部肌肉。

难易指数：★★★★☆

心经

● 消除腹部多余脂肪，按摩腹腔内脏器，改善便秘症状。
● 拉伸背部，增强脊柱弹性，有助于矫正腰椎不正。

步骤

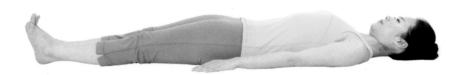

1 仰卧在地上，双腿并拢伸直，双手放在身体两侧，掌心贴地，眼睛看向天花板，调匀呼吸。

吸

2 吸气，弯曲左腿，双手交叉握住左膝，左小腿肚紧贴左大腿后侧。

呼

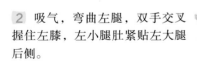

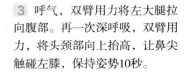

3 呼气，双臂用力将左大腿拉向腹部。再一次深呼吸，双臂用力，将头颈部向上抬高，让鼻尖触碰左膝，保持姿势10秒。

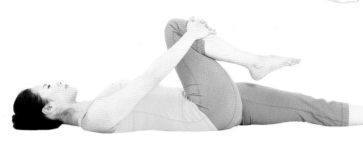

重复
3～4次

4 松开双手，头部回落地面，伸直左腿，换右腿弯曲，双手抱住右膝。

5 将右大腿拉近胸部，头部再次抬起，让鼻尖触碰右膝，保持姿势10秒。

保持姿势
10秒

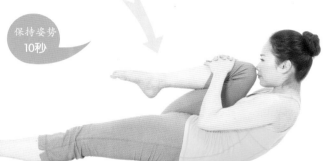

6 头部再次回落地面，伸直右腿，双腿并拢，然后弯曲双腿，双手环抱住两膝。

吸

7 吸气，双臂用力将双腿拉近胸部，同时头部向上抬起，鼻尖触碰双膝，保持姿势10秒。然后松开双手，身体恢复成仰卧姿势，放松休息。

鱼 式

节奏，同时双腿保持不动，双脚不要离地。

练习过程中，上半身拱起时要保持匀速且缓慢的

『伽人』有约

难易指数：★★★★☆

心经

● 纠正弯腰驼背等不良姿势，让身姿变得更挺拔。
● 调节自主神经系统，让人心情愉悦、思维活跃。

步骤

1 仰卧在地上，双腿并拢伸直，双臂放于体侧，眼睛看向天花板，调整呼吸。

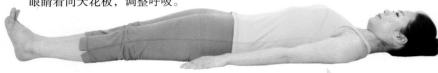

2 双手握拳，弯曲手肘，让两小臂与地面垂直。

3 吸气，两手肘撑地，收紧腰腹部，将肩背部向上拱起，头顶百会穴触地。

吸

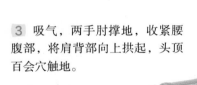

4 呼气，头背部、腿部姿势不变，让整个背部腾空，双手置于两腹股沟处，保持姿势20秒。

呼

重复
3～5次